Vorhersage der Schrittmacherwahrscheinlichkeit durch TAVI-CT basierte Prädikatoren

Svenja Kraft

Vorhersage der Schrittmacherwahrscheinlichkeit durch TAVI-CT basierte Prädikatoren

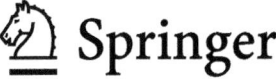

Svenja Kraft
fhg – Zentrum für Gesundheitsberufe
Tirol GmbH
Innsbruck, Österreich

This thesis was submitted as a master's thesis at the fhg – Center for Health Professions Tyrol GmbH, Innsbruck, Austria, to obtain the academic degree of Master of Science in Radiological Technologies.

ISBN 978-3-658-49699-9   ISBN 978-3-658-49700-2 (eBook)
https://doi.org/10.1007/978-3-658-49700-2

Die Deutsche Nationalbibliothek verzeichnet diese Publikation in der Deutschen Nationalbibliografie; detaillierte bibliografische Daten sind im Internet über https://portal.dnb.de abrufbar.

© Der/die Herausgeber bzw. der/die Autor(en), exklusiv lizenziert an Springer Fachmedien Wiesbaden GmbH, ein Teil von Springer Nature 2025

Das Werk einschließlich aller seiner Teile ist urheberrechtlich geschützt. Jede Verwertung, die nicht ausdrücklich vom Urheberrechtsgesetz zugelassen ist, bedarf der vorherigen Zustimmung des Verlags. Das gilt insbesondere für Vervielfältigungen, Bearbeitungen, Übersetzungen, Mikroverfilmungen und die Einspeicherung und Verarbeitung in elektronischen Systemen.
Die Wiedergabe von allgemein beschreibenden Bezeichnungen, Marken, Unternehmensnamen etc. in diesem Werk bedeutet nicht, dass diese frei durch jede Person benutzt werden dürfen. Die Berechtigung zur Benutzung unterliegt, auch ohne gesonderten Hinweis hierzu, den Regeln des Markenrechts. Die Rechte des/der jeweiligen Zeicheninhaber*in sind zu beachten.
Der Verlag, die Autor*innen und die Herausgeber*innen gehen davon aus, dass die Angaben und Informationen in diesem Werk zum Zeitpunkt der Veröffentlichung vollständig und korrekt sind. Weder der Verlag noch die Autor*innen oder die Herausgeber*innen übernehmen, ausdrücklich oder implizit, Gewähr für den Inhalt des Werkes, etwaige Fehler oder Äußerungen. Der Verlag bleibt im Hinblick auf geografische Zuordnungen und Gebietsbezeichnungen in veröffentlichten Karten und Institutionsadressen neutral.

Planung/Lektorat: Renate Scheddin
Springer ist ein Imprint der eingetragenen Gesellschaft Springer Fachmedien Wiesbaden GmbH und ist ein Teil von Springer Nature.
Die Anschrift der Gesellschaft ist: Abraham-Lincoln-Str. 46, 65189 Wiesbaden, Germany

Wenn Sie dieses Produkt entsorgen, geben Sie das Papier bitte zum Recycling.

Zusammenfassung

Vorhersage der Schrittmacherwahrscheinlichkeit durch TAVI-CT basierte Prädikatoren
Verfasser:in: Svenja Kraft
Betreuer:in: Dr. med. Ali Amr
FH – Master – Studiengang Master of Science in Radiological Technologies
fhg – Zentrum für Gesundheitsberufe Tirol GmbH

Schlüsselwörter TAVI · Schrittmacher · Komplikationen · Computertomographie · Anulusfläche · Membranous septum Länge · Calcium-Scoring

Hintergrund Die Transkatheter-Aortenklappenimplantation (TAVI) ist die bevorzugte Behandlungsmethode für Patient:innen mit schwerer Aortenklappenstenose, bei denen ein erhöhtes Operationsrisiko besteht. Dennoch birgt die TAVI gewisse Komplikationen, darunter Störungen des Herzrhythmus, die eine Schrittmachertherapie erforderlich machen könnten. Die Variabilität bei post-prozeduralen Erregungsleitungsstörungen, zeigt die Komplexität und die Notwendigkeit weiterer Forschungen.

Ziel Hauptziel der Arbeit besteht darin, durch die Berücksichtigung von anatomischen Strukturen und ausgewählten Prädikatoren, prädiktive Informationen für Erregungsleitungsstörungen nach einer TAVI zu liefern, um die Wahrscheinlichkeit eines Herzschrittmachers genauer einschätzen zu können. Die Arbeit konzentriert sich auf drei CT-Parameter (Anulusfläche, Membranous septum length (MS) und Calcium-Scoring) die aus einer TAVI-CT abgeleitet wurden.

Die systematische Analyse trägt dazu bei, das Verständnis von kritischen TAVI-Komplikationen zu erweitern und die postoperativen Ergebnisse zu optimieren, um das Patient:innenmanagement zu fördern.

Methode Es wurde eine retrospektive Analyse an 150 Patient:innen durchgeführt, die eine Transkatheter-Aortenklappenimplantation erhalten hatten und eine Computertomographie nachweisen konnten. Die erhobenen Daten umfassten demografische Parameter, wie Alter und Geschlecht, sowie wichtige Begleiterkrankungen und detaillierte Informationen zum durchgeführten Verfahren, einschließlich Prothesentyp, -größe und eventueller Valvuloplastien. Zu diesen genannten Parametern, wurden noch drei Hauptparameter (Anulusfläche, Membranous septum length (MS) und Calcium-Scoring) mit betrachtet.

Ergebnis Die Analyse von drei TAVI-CT-Parametern ergab eine eingeschränkte Vorhersagekraft für die Wahrscheinlichkeit der Schrittmacherimplantation. Daher kombinierte die Studie die aussagekräftigsten Parameter, darunter CT- und klinische Parameter, zu einem Gesamtscore für ein individuelles Schrittmacher-Risikomodell. Dieser Ansatz bestätigte eine Komplikationsrate von 10 % bis 15 % für postprozedurale Erregungsleitungsstörungen nach einer TAVI.

Schlussfolgerung Zusammenfassend kann man sagen, dass die drei Hauptparameter allein nicht ausreichen, um eine konkrete Aussage treffen zu können. Weitere Faktoren können eine entscheidende Rolle spielen, weswegen man nicht nur einzelne Parameter betrachten sollte, sondern viele Einflussfaktoren zusammen. Trotz Limitationen bietet die Studie wertvolle Erkenntnisse für die Optimierung von TAVI-Verfahren und regt zu weiteren Untersuchungen an.

Abstract

Prediction of pacemaker probability by TAVI-CT based predictors
Author: Svenja Kraft
Supervisor: Dr. med. Ali Amr
FH – Master – Master of Science in Radiological Technologies
fhg – Center for Health Professions Tyrol GmbH

Keywords TAVI · Pacemaker · Complications · Computed tomography · Annulus area · Membranous septum length · Calcium scoring

Background Transcatheter aortic valve implantation (TAVI) is the preferred treatment for patients with severe aortic valve stenosis who are at increased surgical risk. However, TAVI is associated with certain complications, including cardiac arrhythmias that may require pacemaker therapy. The variability in post-procedural conduction disturbances shows the complexity and the need for further research.

Aim The main aim of the work is to provide predictive information for conduction disturbances after TAVI by considering anatomical structures and selected predictors to assess the likelihood of pacemaker therapy more accurately. The work focuses on three CT parameters (annulus area, membranous septum length (MS) and calcium scoring) derived from TAVI CT. The systematic analysis will help to expand the understanding of critical TAVI complications and optimize postoperative outcomes to improve patient management.

Methods A retrospective analysis was performed on 150 patients who had undergone transcatheter aortic valve implantation and had a CT scan. The data collected included demographic parameters, such as age and gender, as well as important concomitant diseases and detailed information on the procedure performed, including prosthesis type, size and any valvuloplasties. In addition to these parameters, three main parameters (annulus area, membranous septum length (MS) and calcium scoring) were also considered.

Result The analysis of three TAVI CT parameters showed limited predictive power for the probability of pacemaker implantation. Therefore, the study combined the most informative parameters, including CT and clinical parameters, into an overall score for an individualized pacemaker risk model. This approach confirmed a complication rate of 10% to 15% for post-procedural conduction disturbances after TAVI.

Conclusion To summarize, it can be said that the three main parameters alone are not sufficient to make a concrete statement. Other factors can play a decisive role, which is why one should not only consider individual parameters, but many influencing factors together. Despite its limitations, the study offers valuable insights for the optimization of TAVI procedures and encourages further investigations.

Inhaltsverzeichnis

1	**Einleitung**	1
1.1	Schrittmacherwahrscheinlichkeit durch TAVI-CT basierte Prädikatoren	1
1.2	Forschungsfrage	2
1.3	Forschungsdesign	3
1.4	Forschungsstand und Relevanz der Arbeit	5
1.5	Ziel der Arbeit	6
1.6	Ein- und Ausschlusskriterien	7
1.7	Gliederung der Arbeit	8
2	**Physiologische Grundlagen**	9
2.1	Anatomie Aortenklappe	9
2.2	Aortenklappenanomalie – Bikuspide Aortenklappe	10
2.3	Aortenaneurysma	11
3	**Herzreizleitungssystem**	13
3.1	Physiologische Herzreizleitung	13
3.2	Elektrokardiogramm – EKG	14
3.3	Intraventrikuläre Leitungsstörungen – Allgemeine Definition	16
3.4	Linksschenkelblock	16
3.5	Rechtsschenkelblock	17
3.6	Atrioventrikuläre Überleitungsstörung – AV- Block	17
3.7	Passagerer Schrittmacher	18
3.8	Permanenter Schrittmacher	19

4	Therapieansätze einer schweren Aortenklappenstenose	21
4.1	Therapeutische Ansätze	21
4.2	Medikamentöse Therapie	22
4.3	Chirurgischer Aortenklappenersatz	22
4.4	Minimalinvasive Therapie – Katheterverfahren	23
4.5	Valvuloplastie einer Aortenklappe	24
5	**Biologische Herzklappen**	**27**
5.1	Einteilung biologischer Herzklappen	27
5.2	Biologische Herzklappe – Edwards Sapien 3	28
5.3	Biologische Herzklappe – Medtronic Evolut	28
6	**TAVI-CT**	**31**
6.1	Beschreibung der TAVI-CT	31
6.2	EKG Triggerung bei einer CT	32
6.3	Technische CT-Daten – Universitätsklinikum Heidelberg, Innere Medizin III	34
6.4	CT-Protokoll und Kontrastmittelsequenzen – Standards des Universitätsklinikums Heidelberg	35
6.5	TAVI-CT Auswertung	36
7	**Hauptparameter**	**39**
7.1	Anulusfläche	39
7.2	Membranous septum length (MS)	40
7.3	Calcium-Scoring	40
8	**Methode**	**43**
8.1	Ablauf der Datenerhebung	43
9	**Ergebnisse der erhobenen Daten**	**51**
9.1	Deskriptive Statistik aller Parameter	51
9.2	Nachbeobachtung und Endpunkt bzgl. einer SM-Implantation	53
9.3	Auswertung Odd Ratio Analyse aller Parameter	55
9.4	Erstellung eines Vorhersagemodells mittels kombinierten Scores	56
9.5	Receiver Operating Characteristic (ROC)- Kurve	57

10	**Diskussion**	59
11	**Fazit**	65

Literaturverzeichnis 67

Abkürzungsverzeichnis

ACC	American College of Cardiology
AHA	American Heart Association
AK	Aortenklappe
AS	Aortenklappenstenose
AUC	Area under the curve
AV-Knoten	Atrioventrikular-Knoten
BAV	Engl. Bicuspid aortic valve, bikuspide Aortenklappe
Ca^{2+}	Calcium
CI	Confidence Intervall
CS	Calcium-Scoring
CT	Computertomografie
EKG	Echokardiogramm
HU	Hounsfield Units
LSB	Linksschenkelblock
LV	Linker Ventrikel
LVOT	Engl. left ventricular outflow tract, linksventrikulärer Ausflusstrakt
MS	Membranous septum
OP	Operation
OR	Odd Ratio
ROC	Operating roc curve
ROI	Region of Interest
RSB	Rechsschenkelblock
SD	Standartabweichung
SM	Schrittmacher

TAVI	Engl. transcatheter aortic valve implantation, Transkatheter-Aortenklappenimplantation
Ω	Ohm

Abbildungsverzeichnis

Abbildung 1.1	Schematische Darstellung der Datenerhebung	4
Abbildung 3.1	Passagerer Schrittmacher mit inflatierbarem Ballon	19
Abbildung 4.1	Valvuloplastie einer Aortenklappe	25
Abbildung 8.1	Darstellung der Lokalisationen der Verkalkungen im Bereich der Aortenklappe	45
Abbildung 8.2	Kennzeichnung der Anulusebene im CT-Schnittbild	46
Abbildung 8.3	Kennzeichnung der MS Länge anhand einer schematischen Darstellung *(Impact of membranous septum length on pacemaker need with different transcatheter aortic valve replacement systems: The INTERSECT registry; Hokken, Thijmen W. et al., 2022, Journal of Cardiovascular Computed Tomography, Volume 16, Issue 6, S. 525;* https://doi.org/10.1016/j.jcct.2022.07.003; *This is an open access article under the CC BY license (*http://creativecommons.org/licenses/by/4.0/*)*, übertragbar auf ein CT-Bild	46
Abbildung 9.1	Häufigkeitsbestimmung der Schrittmacher 30 Tage nach TAVI	55
Abbildung 9.2	Receiver Operating Characteristic mit der area under the curve der auswirkungsstärksten Parameter	58

Tabellenverzeichnis

Tabelle 2.1	Einteilung der Aortenklappenstenose nach ACC/AHA	10
Tabelle 3.1	Lokalisationen der EKG-Ableitungen	15
Tabelle 8.1	Beispiel der Bestimmung der Summe aller Punkte für jeden abhängigen Parameter	48
Tabelle 9.1	Literaturbezogene Häufigkeitsbestimmung mit Mittelwerten ± SD und Median aller Parameter	53
Tabelle 9.2	Odd Ratio und Signifikanz aller Parameter mit Darstellung der auswirkungsstärksten Parameter	54
Tabelle 9.3	Werte ± SD anhand der erstellten Cut-off-Werten der Literatur in Bezug auf die Summe des Gesamtscores Merkmale von Patient:innen, die einen permanenten Schrittmacher benötigen, im Vergleich zu Patient:innen, die keinen Schrittmacher 30 Tage nach einer TAVI benötigen	56
Tabelle 9.4	Berechnung der AUC unter der ROC-Kurve	57

Einleitung 1

Die Einleitung zeigt die Schrittmacherwahrscheinlichkeit im Zusammenhang einer Transkatheter-Aortenklappenimplantation auf, insbesondere unter Verwendung von CT-basierten Prädiktoren. Die Beschreibung der TAVI und ihrer Vorteile, hebt dabei potenzielle Komplikationen wie Herzrhythmusstörungen hervor.

Die zentrale Forschungsfrage dreht sich um CT-Parameter der Anulusfläche, der Membranous septum length (MS) und des Calcium-Scorings. Das Forschungsdesign umfasst eine retrospektive Analyse an einem Patient:innenkollektiv, mit dem Ziel, das Vorhersagepotenzial innovativer CT-basierter Prädikatoren zu evaluieren. Dabei werden Ein- und Ausschlusskriterien definiert, um die Homogenität und Validität der Analyse sicherzustellen.

Der Überblick über bestehende Studien sowie die präoperativen Einschätzungen und Diskussionen bisheriger Parameter, kennzeichnen den Forschungsstand und die Relevanz der Arbeit.

1.1 Schrittmacherwahrscheinlichkeit durch TAVI-CT basierte Prädikatoren

Die Transkatheter-Aortenklappenimplantation (engl. transcatheter aortic valve implantation, TAVI) ist für Patient:innen mit einer schweren Aortenklappenstenose, die bevorzugte Behandlung. Besonders bei denjenigen, für die ein erhöhtes Risiko einer herkömmlichen Operation am offenen Herzen besteht. Am 16. April 2002 implantierte der französische Kardiologe Alain Cribier die erste transfemorale TAVI (Bonzel, 2018, S. 34).

Seit der Einführung der TAVI, hat diese sich als sicherere, weniger invasive Alternative zum chirurgischen Aortenklappenersatz etabliert. Weiterhin verbessert sie die Überlebensrate für viele Patient:innen, was durch einen deutlichen Rückgang der symptomatischen Herzinsuffizienz und einer verbesserten Lebensqualität gekennzeichnet ist (Einecke, 2023, S. 10 ff.). Eine TAVI ist jedoch auch mit Komplikationen verbunden. So kann es zu einer vorübergehenden oder anhaltenden Störung des Herzrhythmus kommen, die eine Schrittmachertherapie (passagerer oder permanenter Schrittmacher) erfordern kann (Steinberg et al., 2012).

Die Studie von Puhr-Westerheide et al. zeigt, dass eine post-prozedural auftretende Erregungsleitungsstörung zwischen 10 % und 15 % zu erkennen ist. Denn diese Patient:innen benötigen im späteren Klinikaufenthalt einen permanenten Schrittmacher (Puhr-Westerheide et al., 2023). Diese Variabilität bei den berichteten Raten zeigt die Komplexität und Notwendigkeit, dieses Thema zu untersuchen.

Die Entwicklung der TAVI-Prothesen war im Laufe der Zeit sowohl durch Verbesserungen als auch durch neue Anforderungen geprägt. Während die Prothesen der zweiten und dritten Generation mit einer geringeren vaskulären Komplikationsraten und einer signifikanten Verringerung der paravalvulären Leckagen in Verbindung gebracht wurden, konnte die Häufigkeit einer Erregungsleitungsstörungen nach dem Eingriff, die eine Herzschrittmacherimplantation erforderlich machen, nicht verringert werden (Puhr-Westerheide et al., 2023).

Auch wenn sich die Hersteller bemühen, neuere Prothesen mit besseren Navigations-, Verankerungs- und Dichtungseigenschaften zu entwickeln, ist das bekannte Problem, der kardialen Erregungsleitungsbahnen weiterhin ein komplexer, multifaktorieller Prozess, der noch nicht vollständig erforscht worden sind.

Eine entscheidende Komponente für den Erfolg der TAVI ist die genaue Dimensionierung und Platzierung der Prothese. Diese wird weitgehend durch präoperative Bildgebungen, wie der Computertomographie (CT), gesteuert und ermittelt (Mangold et al., 2020; Zinsser et al., 2018).

1.2 Forschungsfrage

Das Hauptziel dieser Arbeit besteht darin, eine Aussagekraft der Schrittmacherwahrscheinlichkeit zwischen der anatomischen Struktur der Patient:innen und ausgewählten TAVI-CT-Parametern zu erreichen. Dies dient dazu, potenzielle Risiken, wie Fehlanpassungen von Prothese und Patient:innen, Klappenmigration, paravalvuläres Leck, eine Ringruptur und die Anzahl der postprozentualen Schrittmacherindikationen zu minimieren.

Neben der Berücksichtigung dieser bekannten Komplikationen stellt sich die zentrale Frage: Könnten verwendete CT-Parameter vor einer Implantation anhand der TAVI-CT Berechnung, eine Überleitungsstörung nach einer TAVI vorhergesagt werden?

Die vorliegende Arbeit konzentriert sich, basierend auf dieser Fragestellung, auf die Untersuchung folgender drei Schlüsselparameter, die aus Computertomographie-Untersuchungen vor einer transfemoralen TAVI abgeleitet werden:

1. die Anulusfläche
2. Membranous septum length (MS)
3. Calcium-Scoring

Diese Parameter repräsentieren individuelle anatomische und pathologische Merkmale, die die Entwicklung von Erregungsleitungsstörungen nach einer transfemoralen TAVI und damit die Notwendigkeit eines Herzschrittmachers beeinflussen können (Zinsser et al., 2018).

Die systematische Analyse dieser drei Parameter zielt darauf ab, das aktuelle Verständnis von kritischen TAVI-Komplikationen zu erweitern und ihre Vorhersagbarkeit zu verbessern, um die Notwendigkeit eines Herzschrittmachers nach einer TAVI konkreter eingeschätzten zu können.

1.3 Forschungsdesign

Für die vorliegende Forschungsarbeit wurde eine umfassende retrospektive Analyse an einem Patient:innenkollektiv mit insgesamt 150 Patient:innen durchgeführt. Diese Patient:innen hatten sich einer Transkatheter-Aortenklappenimplantation sowie im Vorfeld des Eingriffs einer Computertomographie-Bildgebung unterzogen.

Die Datenerhebung umfasste verschiedene demografische Parameter, darunter Alter und Geschlecht der Patient:innen, sowie wichtige Begleiterkrankungen wie Linksschenkelblock, Rechtsschenkelblock, PQ-Zeit, QRS-Komplex, AV-Block, führende Diagnose und den biologischen Klappentyp. Zusätzlich wurden detaillierte Informationen zum durchgeführten Verfahren erfasst, darunter der Prothesentyp, Prothesengröße und eventuelle Valvuloplastien.

Die computertomographische Bildgebung lieferte entscheidende Parameter wie die Anulusfläche, die Membranous septum length und den Calcium-Score (Gaede & Möllmann, 2015; Mangold et al., 2020; Marzahn et al., 2018).

Die Aufnahme der computertomographischen Bilder erfolgte unter Verwendung des Philips Spectral CT 7500-Systems, das in der radiologischen Abteilung zur Verfügung stand. Um die Qualität der Daten sicherzustellen, wurden unvollständig dokumentierte Informationen ausgeschlossen, um eine robuste und zuverlässige Datenbasis für die Analyse zu gewährleisten (Abb. 1.1).

Diese umfangreiche Datenerhebung und Datenanalyse bilden die Grundlage für die weiteren Schritte dieser Arbeit, insbesondere für die statistische Auswertung und die Interpretation der Ergebnisse. Der detaillierte Einblick in die demografischen und prozeduralen Aspekte der Patient:innen ermöglicht eine umfassende Untersuchung der Zusammenhänge zwischen den erhobenen Parametern und der Wahrscheinlichkeit einer Schrittmacherimplantation nach der TAVI.

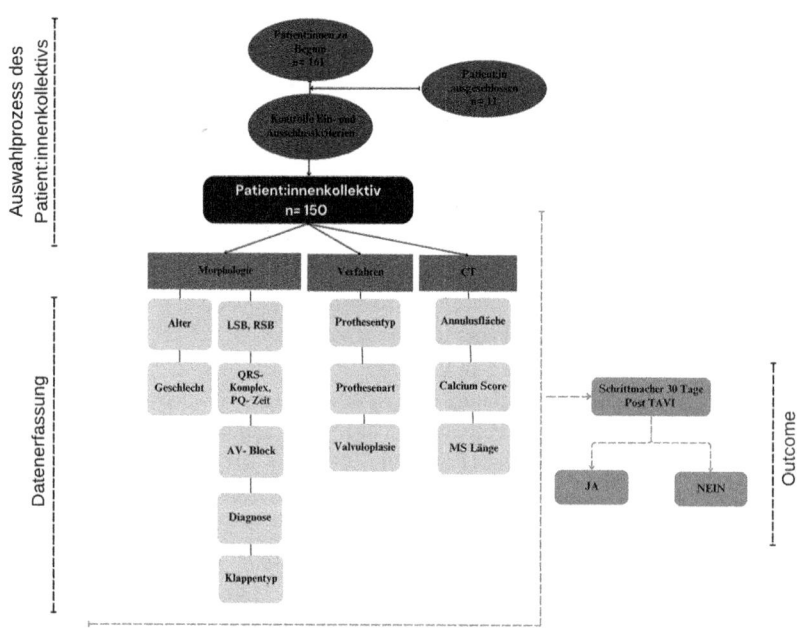

Abbildung 1.1 Schematische Darstellung der Datenerhebung

1.4 Forschungsstand und Relevanz der Arbeit

Viele wissenschaftliche und praktische Studien haben sich intensiv mit der Wahrscheinlichkeit der Schrittmacherimplantation nach einer Transkatheter-Aortenklappenimplantation befasst, um eine präzisere Planung und Optimierung sowohl der Eingriffe als auch der postoperativen Komplikationen zu ermöglichen (Neufeld, 2020; Yashima et al., 2017). In diesen Forschungen wurden bereits wichtige Parameter und Referenzwerte, wie z. B. die Anulusfläche, der Calcium Score und der Membranous septum Länge erfasst.

Dennoch bleibt die Untersuchung dieser Werte auf eindeutige Zusammenhänge eine Herausforderung. Es stellt sich die Frage, ob es möglich ist, diese Parameter bereits vor der Implantation anhand der TAVI-Computertomographie zu untersuchen und die Wahrscheinlichkeit für eine Schrittmacherindikation entsprechend zu bestimmen.

Dieser wissenschaftliche Raum ist bereits Gegenstand zahlreicher Diskussionen und Forschungsanstrengungen. Das Streben nach präoperativer Einschätzung der Schrittmacherwahrscheinlichkeit ist von hoher klinischer Relevanz, da es Ärztinnen und Ärzten ermöglicht, bereits im Vorfeld besser informierte Entscheidungen zu treffen und gegebenenfalls vorbeugende Maßnahmen zu ergreifen. Eine frühzeitige Identifizierung von Patient:innen mit erhöhtem Risiko für postoperative Rhythmusstörungen könnte die Versorgung optimieren und die Lebensqualität der Betroffenen weiter verbessern.

In diesem Zusammenhang sind weitere Studien und Entwicklungen auf dem Gebiet der Bildgebungstechnologie und präzisen Analysemethoden von entscheidender Bedeutung. Eine umfassende Untersuchung, die nicht nur die Zusammenhänge bereits identifizierter Parameter, sondern auch potenziell neue Einflussfaktoren einbezieht, könnte einen bedeutenden Beitrag zur präoperativen Risikoeinschätzung bei TAVI-Patient:innen leisten. Die Fortschritte in diesem Bereich könnten die Zukunft der TAVI-Planung und -Durchführung positiv beeinflussen und damit die Erfolgsraten dieser innovativen Herzklappenintervention weiter steigern.

Anhand der Studie von Hokken et al. aus dem Jahre 2022 (Hokken et al., 2022), die hier vertretend für die Membranous septum Länge zum Ausdruck gebracht werden soll, kann man erkennen, dass dieser Parameter noch sehr von einem Standardreferenzwert abweicht. Was gesagt werden muss, ist, dass bereits bekannt ist, dass eine verkürzte MS Länge die Schrittmacherwahrscheinlichkeit negativ beeinflusst. Dies sagt, dass verkürzte MS Längen näher dem His-Bündel liegen und so eine schnellere Reizung des Reizleitungssystem verursachen. Eine genaue Aussage kann jedoch nicht getroffen werden.

Der Calcium-Score wurde bereits durch einen festgelegten Referenzwert in der Literatur beschrieben. Dennoch stellt sich die Frage, welchen dieser Werte man für ein bestimmtes Patient:innenkollektiv anwenden kann. Die ESC/EACTS-Leitlinien von 2017 beziehen sich auf quantitative Daten aus Bildgebungen und schlagen vor, eine wahrscheinlich schwere Aortenklappenstenose bei Männern mit dem Wert von >2000 und bei Frauen >1200 zu unterteilen (Deutsche Gesellschaft für Kardiologie – Herz- und Kreislaufforschung e. V. German Cardiac Society et al., 2017, S. 21). Allerdings bleibt die Unsicherheit, ob diese Werte tatsächlich als Referenzwerte dienen können, um auf eine mögliche Schrittmacherimplantation nach einer Transkatheter-Aortenklappenimplantation hinzuweisen. Im Vergleich zu anderen Studien, wie die von Clerfond et al. aus dem Jahr 2022, zeigt sich, dass Klärungsbedarf bezüglich der Unterteilung zwischen männlichen und weiblichen Patient:innen besteht, da nur eine Gesamtbetrachtung besteht (Clerfond et al., 2022).

Die Studie von Voigtländer et al. aus dem Jahr 2021 befasst sich mit einem kleinen Aortenanulus und stellt fest, dass ein Anulus kleiner 400 mm^2 mit einem erhöhten Risiko für eine Fehlanpassung der Prothese nach einer TAVI verbunden ist (Voigtländer et al., 2021). Hier stellt sich jedoch die Frage, ob nicht auch ein kleiner Anulus mit einer erhöhten Wahrscheinlichkeit für einen Schrittmacher in Verbindung gebracht werden kann.

Vor diesem Hintergrund zielt diese Arbeit darauf ab, weitere Erkenntnisse über die Zusammenhänge der drei Parameter (Anulusfläche, Calcium Score, Membranous septum Länge) zu liefern.

1.5 Ziel der Arbeit

Das Hauptziel dieser Forschungsarbeit liegt in der Evaluierung des Vorhersagepotenzials von drei innovativen Parametern (Chen, Chang, Liao, Leu, I-Ming Chen, et al., 2022; Clerfond et al., 2022, S. 307 ff.), die aus CT-Scans vor einer Transkatheter-Aortenklappenimplantation erhoben werden.

Die Annahme ist, dass durch die Integration dieser innovativen Parameter eine verbesserte Planung und Einschätzung bezüglich der Notwendigkeit eines Schrittmachers nach einer TAVI möglich wird. Dies hätte signifikante Auswirkungen auf die klinische Praxis, indem es Gesundheitsdienstleister:innen ermöglicht wird, fundierte Entscheidungen zu treffen und Patient:innen besser über die potenziellen postoperativen Entwicklungen aufzuklären.

Ein erwartetes Ergebnis dieser Forschung ist die Bereitstellung von präzisen, personalisierten Vorhersagen, die eine genauere präoperative Beratung und

Aufklärung der Patient:innen ermöglichen. Diese individualisierten Vorhersagen sollen nicht nur den Patient:innen dabei helfen, besser informierte Entscheidungen zu treffen, sondern auch den Gesundheitsdienstleister:innen die Möglichkeit bieten, ihre Verfahrensstrategien zu verfeinern und zu spezifizieren. So können Behandlungspläne auf die Bedürfnisse der Patient:innen zugeschnitten und entwickelt werden. Der erwartete Endpunkt ist die Identifizierung von prädiktiven Parametern für die Notwendigkeit einer Schrittmachertherapie nach einem TAVI-Eingriff.

1.6 Ein- und Ausschlusskriterien

In diese konsekutive Studie wurden Patient:innen eingeschlossen, die im Zeitraum von Mai 2023 bis September 2023 eine transfemoralen TAVI in der kardiologischen Abteilung für Innere Medizin III am Universitätsklinikum Heidelberg implantiert bekommen haben. Die Auswahlkriterien für die Einbeziehung in das Patient:innenkollektiv umfasste eine vollständige und aussagekräftige dokumentenbezogene Anamnese, eine TAVI-CT Voruntersuchung sowie eine erfolgreiche Implantation.

Patient:innen, die bereits vor der Implantation einen permanenten Schrittmacher erhalten hatten, wurden ausgeschlossen. Dies ist wichtig, um sicherzustellen, dass die Untersuchung auf die Patient:innen mit einer potenziellen postinterventionellen Schrittmacherimplantation fokussiert bleibt. Ebenso wurden Patient:innen aus der Analyse ausgeschlossen, die vor der TAVI einen bereits bekannten Linksschenkelblock oder einen AV-Block II° und III° im Elektrokardiogramm aufwiesen. Dieser Ausschluss diente dazu, sich auf die Patient:innen zu fokussieren, bei denen die Notwendigkeit eines Schrittmachers nach der TAVI nicht auf vorbestehenden kardialen Erkrankungen beruhte.

Durch diese festgelegten Einschluss- und Ausschlusskriterien wurde sichergestellt, dass das Patient:innenkollektiv für die Analyse präzise definiert war, was die Validität und Interpretation der Forschungsergebnisse verbessert. Um eine möglichst gegenwertige Aktualität sicherzustellen, wurden die Daten im Zeitraum von Mai bis September 2023 selbstständig erhoben.

1.7 Gliederung der Arbeit

Diese Arbeit lässt sich in insgesamt sieben Abschnitte unterteilen. Im ersten Abschnitt wurde bereits nach der kurzen thematischen Einleitung, ein kurzer Überblick über den aktuellen Stand der Forschung gegeben. Im darauffolgenden Teil werden einige theoretische Aspekte rund um die Themen Physiologische Grundlagen, Herzreizleitungssystem, Therapieansätze und der biologischen Herzklappen gegeben. Des Weiteren wird die Definition der TAVI-Computertomographie und deren Untersuchungsstandart der Medizinischen Klinik III des Universitätsklinikums Heidelberg erläutert.

Im Anschluss und somit im zweiten Abschnitt dieser Arbeit, werden die drei Hauptparameter, Anulusfläche, Membranous septum length und Calcium Scores aufgeführt und kurz beschrieben. Der dritte Teil beschäftigt sich mit der Methode. In diesen Abschnitt wird zu Anfang kurz das bestehende Ethikvotum einbezogen. Der vierte Abschnitt dieser Arbeit widmet sich der Analyse und Interpretation der Ergebnisse. Hier werden die gewonnenen Daten im Kontext auf mögliche Zusammenhänge zwischen den untersuchten Parametern und der Schrittmacherwahrscheinlichkeit nach einer transfemoralen TAVI hin untersucht.

Im fünften Abschnitt erfolgt die Diskussion der Ergebnisse. Es wird darauf eingegangen, wie die vorliegende Forschungsarbeit dazu beitragen kann, bestehende Wissenslücken zu schließen. Etwaige Limitationen der Studie werden ebenfalls kritisch betrachtet, um die Gültigkeit der Ergebnisse angemessen zu bewerten.

Schließlich führt der sechste Abschnitt zu einem abschließenden Fazit, in dem die Hauptergebnisse zusammengefasst und ihre Bedeutung für die klinische Anwendung hervorgehoben werden.

Der Anhang, der sich nach dem Fazit befindet, umfasst das Literaturverzeichnis. Hier werden alle verwendeten Quellen und Studien auflistet. Außerdem befinden sich hier die Verzeichnisse der verwendeten Abbildungen, Tabellen und Abkürzungen. Dieser umfassende Aufbau ermöglicht eine transparente Darstellung der Forschungsarbeit und erleichtert es Leser:innen sowie Fachleuten, die Ergebnisse zu verstehen und in den Kontext der bestehenden wissenschaftlichen Erkenntnisse einzuordnen.

Physiologische Grundlagen 2

Das Kapitel der physiologischen Grundlagen, beschäftigt sich mit der Anatomie der Aortenklappe. In diesem Kontext wird unter anderem die Aortenklappenanomalie einer bikuspiden Aortenklappe definiert. Im weiteren Verlauf wird zudem auf das Aortenaneurysma als pathologische Erweiterung der Aortenwand eingegangen.

2.1 Anatomie Aortenklappe

Die Aortenklappe ist eine von vier Herzklappen, die im menschlichen Herzen zu finden ist. Sie befindet sich zwischen dem linken Ventrikel (LV) und der Aorta (AOA). Sie ist eine sogenannte Taschenklappe, da sie durch ihre halbmondförmige Anatomie drei Anteile besitzt. Im Vergleich zu den Segelklappen, besitzen Taschenklappen keine Sehnenfäden und ermöglichen den Blutfluss aus den Herzkammern in Richtung der großen Blutgefäße (Schmitz & Schwarz, 2020, S. 116).

Oberhalb der Aortenklappe wölbt sich die Aortenwand zu den Sinus Valsalvae. Diese folgen unmittelbar nach der Aortenklappe, welches den erweiterten Teil, die sog. Aortenwurzel bildet. Aus zwei dieser Sinus entspringen die Koronararterien, was zur Namensgebung der jeweiligen Klappensegel führt. Die rechte Koronararterie entspringt aus dem Sinus des rechten Segels, während die linke Koronararterie aus dem Sinus des linken Segels hervorgeht. Der freie Sinus ist dem nichtkoronaren Segel zugeordnet (Schiebler et al., 1999, S. 516 ff.).

Eine anatomisch gesunde Aortenklappe hat eine physiologische Öffnungsfläche von etwa 2,0–3,5 cm^2 (Lapp & Krakau, 2014). Vor allem bei älteren Menschen (~5 % Bevölkerung über 65 Jahren) tritt eine erhöhte Inzidenz atherosklerotischer Ablagerungen der Herzklappe auf (Kuck et al., 2015, S. 11). Diese

Ablagerungen bestehen hauptsächlich aus Kalzium und Fettstoffen und werden als Kalzifizierungen bezeichnet. Diese führen zu einer Verdickung und Versteifung der Herzklappen und können letztendlich zu einer Stenosierung führen, also zu einer Verengung der Klappenöffnung (Oddo et al., 2021a, S. 36 ff.). Wenn die Öffnungsfläche der Aortenklappe stark verengt ist, wird der Blutfluss durch das Herz beeinträchtigt und kann zu Symptomen wie zum Beispiel Atemnot, Brustschmerzen, Müdigkeit und Schwindel führen (Ramaraj & Sorrell, 2008, S. 551).

Nach den Leitlinien des American College of Cardiology/American Heart Association (ACC/AHA) (Oddo et al., 2021b, S. 91–112) wird der Schweregrad entsprechend der Verengung der Aortenklappenstenose (AS) folgendermaßen eingeteilt (Christen et al., 2006, S. 626) (Tabelle 2.1):

Tabelle 2.1 Einteilung der Aortenklappenstenose nach ACC/AHA

Schweregrad Aortenklappenstenose	Öffnungsfläche [cm^2]
Leicht	>1,5
Mittel	1–1,5
Schwer	<1

2.2 Aortenklappenanomalie – Bikuspide Aortenklappe

Die Bikuspide- Aortenklappe (engl.: bicuspid aortic valve, BAV) weist eine vollständige oder auch nur einseitige Verschmelzung zwei der drei taschenförmigen Segel auf. Dies führt zu einer Bildung zweier ungleichgroßer Taschen, wo die größere der beiden durch die sogenannte Fusion bedingt ist (Sievers & Schmidtke, 2007, S. 1227).

An der Stelle der Fusion[1] ist eine Raphe[2] vorhanden (Sievers & Schmidtke, 2007, S. 1227). Bei etwa 70 % bis 80 % der Fälle und somit am häufigsten kommt es zu einer Fusion der rechts- und linkskoronaren Tasche. Diese beiden Taschen befinden sich in anteriorer und posteriorer Lage zueinander (siehe Abb. 4.1). In 20 % der Fälle, also weniger häufig, kommt es zu einer Fusion der rechts- und nichtkoronaren Tasche (Steffen, 2015, S. 25).

---

[1] Verschmelzung/Verwachsung.
[2] Verwachsungslinie.

Im Jahre 1844 erkannte Parget, dass die Anomalie einer bikuspiden Aortenklappe besonders anfällig für Komplikationen ist. Jedoch benannte er sie damals zunächst nur als pathologische Kuriosität (Yener et al., 2002, S. 264). Rund 30 % bis 40 % der Patient:innen, die an einer Aortenklappenstenose leiden, entwickeln diese Form der Klappenerkrankung.

Dies geschieht aufgrund einer vermehrten mechanischen Belastung, die zu einer Entzündung, Eindringen von Zellen, Gewebefibrose, Ablagerung von Fetten und der Entstehung neuer Blutgefäße an den Rändern der Herzklappentaschen führen kann. In Autopsiestudien sind 15 % bis 75 % aller diagnostizierten AK-Stenosen auf eine bikuspide Aortenklappe zurückzuführen, während chirurgische Untersuchungsregister bei 50 % der operierten AK-Stenosen eine solche Anomalie feststellen (Steffen, 2015, S. 25–27).

Die Entstehung einer AK-Stenose beginnt bereits im zweiten Lebensjahrzehnt, wobei Kalzifikationen erst ab dem 40. Lebensjahr nachweisbar sind. Bei Kindern ist es nicht ungewöhnlich, eine Verschmelzung der rechten und nichtkoronaren Tasche der Aortenklappe zu finden. (Steffen, 2015, S. 27).

Die bikuspide Aortenklappe ist der am häufigsten auftretende angeborene Herzfehler und weist eine Prävalenz von 0,5 % bis 2 % in der Gesamtbevölkerung auf. Gleichzeitig stellt sie die am häufigsten vorkommende angeborene Anomalie der Aortenklappe dar, die auch noch bei Erwachsenen festgestellt wird (Hahn et al., 1992; Robicsek et al., 2004). Es ist zu erwähnen, dass diese Form der Anomalie bei Männern bis zu viermal häufiger auftritt als bei Frauen (Mewis et al., 2006, S. 309; Bauer, 2004, S. 18).

2.3 Aortenaneurysma

Ein Aortenaneurysma stellt eine bedeutende Herausforderung für medizinische Interventionen dar, insbesondere wenn es um minimalinvasive Verfahren wie die transfemorale TAVI geht. Diese Methode, bei der ein Katheter über die Leiste eingeführt wird, um eine Aortenklappenimplantation durchzuführen, kann bei Vorliegen eines Aortenaneurysmas kontraindiziert sein. Die strukturellen Veränderungen und die potenzielle Instabilität der Gefäßwand erhöhen das Risiko von Komplikationen während des Eingriffs erheblich (cardiospital, 2018; Kuck et al., 2020a, S. 198).

Das Aortenaneurysma ist definiert als pathologische Ausdehnung der Hauptschlagader, die mindestens das Doppelte des Durchmessers des benachbarten, gesunden Gefäßes erreicht. Diese Erkrankung kann zu schwerwiegenden Komplikationen führen, insbesondere wenn es zu einer Aortendissektion (Larsen, 2016, S. 381) kommt.

Wenn die Intima[3] einreißt und zu einer Blutung in die verschiedenen Schichten der Gefäßwand führt, beschreibt man diesen Zustand als Aneurysma dissecans. Es gibt verschiedene Arten von Aortenaneurysmen, darunter abdominale Aortenaneurysmen (AAA) und thorakoabdominale Aneurysmen (TAAA). Ein AAA wird diagnostiziert, wenn eine Erweiterung der Bauchaorta einen Durchmesser von mindestens drei cm erreicht. In Bezug auf die Position im Verhältnis zu den Nierenarterien gibt es supra-renale, juxta-renale und infra-renale Lokalisationen, wobei letztere in über 80 % der Fälle auftreten (Klimm & Peters-Klimm, 2023, S. 431).

Die Entscheidung, wie mit einem Aortenaneurysma umzugehen ist, erfordert eine sorgfältige Abwägung der Risiken und Nutzen verschiedener Behandlungsoptionen. Bei Patient:innen, die einer TAVI unterzogen werden sollen, ist eine genaue Evaluierung der Gefäßanatomie und der strukturellen Integrität der Aorta unerlässlich. Potenzielle Komplikationen sollten minimiert werden, um die Sicherheit der Patient:innen zu gewährleisten (Kuck et al., 2020a, S. 189).

---

[3] Innere Schicht der Gefäßwand.

Herzreizleitungssystem 3

Im folgenden Teil werden einige theoretische Aspekte rund um das Thema Herzreizleitungssystem gegeben. Die physiologische Herzreizleitung umfasst eine vertiefte Betrachtung der normalen Funktionen des menschlichen Herzens. Anschließend folgt eine Erläuterung der Intraventrikulären Leitungsstörungen sowie Atrioventrikulären Überleitungsstörungen. Darauffolgend werden die Arten eines temporären und eines permanenten Schrittmachers definiert.

3.1 Physiologische Herzreizleitung

Die Kontraktion der Herzmuskelzellen erfolgt durch die Initiierung eines elektrischen Impulses und den Fluss von Ionen in die Zelle, was zu einem Anstieg der Calcium (Ca^{2+}) -Konzentration in der Muskelzelle führt. Dies führt zur Kontraktion des Herzens. Diese Herzmuskelzellen sind untereinander durch Gap Junctions[1] elektrisch an die Glanzstreifen gekoppelt. Diese Gap Junctions sind in unterschiedlichen Dichten vorhanden. Wenn eine Herzmuskelzelle erregt wird, breitet sich dieses Signal auf die benachbarten Zellen aus, was ein funktionelles Synzytium bildet. Die Geschwindigkeit, mit der diese Erregung sich ausbreitet, variiert je nach Art und Dichte der Gap Junctions (Behrends et al., 2021, S. 82).

Die Reihenfolge der physiologischen Herzreizweiterleitung erfolgt immer auf dem entsprechenden Wege (Everts & Höpfner, 2021, S. 311):

Der Sinusknoten dient als primärer Schrittmacher des Herzes und breitet sich über das Vorhofmyokard weiter aus. Weiter erfolgt die Erregungsausbreitung in Richtung Atrioventrikular-Knoten (AV-Knoten), der als sekundärer Schrittmacher des Herzens gilt. Hier ist die Erregungsleitungsgeschwindigkeit am langsamsten.

---

[1] Kommunikationskontakte.

Die Erregungsweiterleitung erfolgt über das His-Bündel, was sich dann in die sogenannten Tawara-Schenkel[2] aufteilt. Diese Schenkel verzweigen sich in einen anterioren und in einen posterioren Anteil, auch Faszikeln[3] genannt, auf. Von dort aus gelangt die Erregung über die Purkinje-Fasern in das Myokard (Behrends et al., 2021, S. 82).

3.2 Elektrokardiogramm – EKG

Das Elektrokardiogramm (EKG) gibt es seit über 100 Jahren in der Medizin und ist ein fester Bestandteil zur Beurteilung der Erregungsausbreitung und Erregungsrückbildung (Trappe & Schuster, 2017, S. 12).

Die P-Welle (<0,1 s, <0,25 mV) stellt die Depolarisation[4] in den Vorhöfen (erst rechts, dann links) dar. Das PQ-Intervall (0,12 s–0,2 s) ist somit die vollständige Vorhoferregung und die Überleitung der Erregung auf die Ventrikel (AV-Knoten-Verzögerung). Der anschließend folgende QRS-Komplex (0,06 s–0,1 s) entspricht der Erregungsausbreitung in den Ventrikeln, sodass die isoelektrische[5] ST-Strecke, die abgeschlossene vollständige Erregung der einzelnen Ventrikel zeigt. Die T-Welle repräsentiert die Repolarisation des Ventrikels und somit die Wiederherstellung des Ruhepotentials. Als letztes ergibt sich das QT-Intervall. Dieses dauert vom Beginn Q bis Ende T an und ist stark frequenzabhängig (Trappe & Schuster, 2017, S. 18–27).

Das Standard Oberflächen EKG umfasst insgesamt 12 Ableitungen, die sich in jeweils sechs Extremitätenableitungen (I, II, III, aVR, aVL, aVF) und sechs Brustwandableitungen (V_1–V_6) aufteilen. Die Extremitätenableitungen I, II, III gliedern sich nach Einthoven (bipolar) und die Ableitungen aVR, aVL, aVF nach Goldberger. Diese werden unipolar abgeleitet (Trappe & Schuster, 2017, S. 14).

Ableitung I: Sie reicht von einem Arm zum anderen, wo die negative Elektrode sich rechts und die positive Elektrode sich links befindet. Die elektrische Erregung verläuft somit von rechts nach links.

Ableitung II: Sie reicht vom rechten Arm zum linken Bein, wo die negative Elektrode sich am rechten Arm und die positive Elektrode sich am linken Bein befindet. Die elektrische Erregung verläuft somit vom rechten Arm zum linken Bein.

---

[2] Kammerschenkel.

[3] Faserstrang in der Peripherie.

[4] Verminderung des Membranpotentials.

[5] Positive und negative Ladung im statistischen Mittel genau gleich ist.

3.2 Elektrokardiogramm – EKG

Ableitung III: Sie reicht vom linken Arm zum linken Bein, wo sich die negative Elektrode am linken Arm und die positive Elektrode am linken Bein befindet. Die elektrische Erregung verläuft somit vom linken Arm zum linken Bein.

Die Elektroden der Arme und es linken Beines sind durch einen Widerstand von 5000 Ω (Ohm) miteinander verbunden. Somit ist die entstehende Potenzialsumme gleich Null. So können die positiven Elektroden mit dem indifferenten Referenzpunkt verbunden werden und man erhält die Ableitungen der Brustwand (Trappe & Schuster, 2017, S. 14–15).

Die Brustwandableitungen V_1–V_6 gliedern sich nach Wilson und stellen die Projektionen der elektrischen Abläufe (vgl. Tabelle 3.1) am Herzen dar (Trappe & Schuster, 2017, S. 14–15). Hier unterscheidet man in die vorderen, die mittleren und die seitlichen Brustwandableitungen. Diese Unterscheidungen tragen zu einer genaueren Lokalisation und einer exakten Zuordnung von pathologischen und anatomischen Veränderungen des EKGs bei. Sie erlauben die Betrachtung in Horizontalebene von vorne und von der linken Seite (Hampton et al., 2005, S. 10–11).

Tabelle 3.1 Lokalisationen der EKG-Ableitungen

Ableitung I	Seitenwand des linken Ventrikels	Laterale Extremitätenableitung
aVL	Hohe Seitenwand des linken Ventrikels	
Ableitung II	Hinterwand linker Ventrikel	Inferiore Extremitätenableitung
Ableitung III	Hinterwand linker Ventrikel	
aVF	Hinterwand linker Ventrikel	
aVR	Rechter Vorhof	
V_1 und V_2	Rechter Ventrikel	Brustwandableitung
V_3 und V_4	Septum interventriculare und Vorderwand linker Ventrikel	
V_5 und V_6	Vordere und seitliche Wand des linken Ventrikels	

3.3 Intraventrikuläre Leitungsstörungen – Allgemeine Definition

Bei Betrachtung des grundlegenden Schemas der Erregungsausbreitung zeigt sich, dass Störungen in diesem Prozess im Wesentlichen auf zwei verschiedenen Ebenen auftreten können. Zum einen auf Ebene der Kammerleitungsschenkel sowie auf der Ebene des Kammermyokards. Letzteres im Bereich des Purkinje-Fasersystems und der Muskelfasern (Trappe & Schuster, 2017, S. 54–56).

Auf der Ebene der Kammerleitungsschenkel, zu denen die Tawara-Schenkel und die Faszikel gehören, können Störungen in Form eines Schenkelblocks auftreten. Ein Schenkelblock bezieht sich auf eine Unterbrechung in den Kammerleitungsschenkeln, wobei zwischen einem Rechtsschenkelblock und einem Linksschenkelblock unterschieden wird. Ein vollständiger Rechtsschenkelblock tritt auf, wenn die Leitung im rechten Schenkel vollständig unterbrochen ist. Im Gegensatz dazu handelt es sich um einen vollständigen Linksschenkelblock, wenn die Leitung im linken Schenkel vollständig unterbrochen ist.

Die Bedeutung dieser Störungen liegt in ihrer Fähigkeit, den normalen Erregungsfluss im Herzen zu beeinträchtigen und somit den synchronisierten Kontraktionsrhythmus zu stören. Diese Störungen können verschiedene klinische Auswirkungen haben und erfordern oft eine genaue Diagnose und angemessene therapeutische Maßnahmen, um potenzielle Komplikationen zu minimieren und die Herzfunktion zu stabilisieren. Es ist entscheidend, diese verschiedenen Ebenen der Erregungsausbreitung zu verstehen, um eine präzise Diagnose und eine zielgerichtete Behandlung von Herzrhythmusstörungen zu ermöglichen (Trappe & Schuster, 2017, S. 54–56).

3.4 Linksschenkelblock

Ein Linksschenkelblock (LSB) ist gekennzeichnet durch eine Depolarisation des Septums von rechts nach links und eine Aktivierung des linken Ventrikels vom rechten Ventrikel aus kommend. Es gibt zwei Varianten der Blockierung: Die Blockade kann proximal im gemeinsamen Schenkelstamm auftreten oder sie kann weiter distal (peripher) ausgeprägt sein und beide Faszikel gleichzeitig betreffen. Beide Möglichkeiten sind in ihrer Auswirkung jedoch identisch. Es resultiert ein vollständiger Linksschenkelblock.

Der vollständige LSB ist durch eine Verbreiterung des QRS-Komplexes von mindestens 120 Millisekunden gekennzeichnet und zeigt eine M-förmige Konfiguration in den Ableitungen V_5, V_6, I und aVL. Meist muss jedoch gesagt werden, dass in einigen Fällen die charakteristische M-förmige Deformierung erst in den Ableitungen V_7 bis V_9 zu sehen ist und speziell angefordert wird. In solchen Situationen zeigt sich oft eine auffällige Veränderung der R-Zacke in V_5 und V_6. Im Falle eines vollständigen Linksschenkelblocks kann man außerdem in den Ableitungen V_1 und V_2 eine RS- oder QS-Konfiguration feststellen, wohingegen Q-Zacken in den linkspräkordialen Ableitungen fehlen (Trappe & Schuster, 2017, S. 51–53)

3.5 Rechtsschenkelblock

Ein Rechtsschenkelblock (RSB) bezeichnet eine Einschränkung oder signifikante Verzögerung der elektrischen Erregungsleitung im rechten Tawara-Schenkel des Herzens. In den meisten Fällen ist der obere Abschnitt des rechten Tawara-Schenkels betroffen. Es können jedoch auch Blockaden im unteren Bereich auftreten, die beispielsweise im Zusammenhang mit chirurgischen Eingriffen beobachtet werden können (Kobza et al., 2012).

Der vollständige Rechtsschenkelblock zeichnet sich durch eine Verbreiterung des QRS-Komplexes von mindestens 120 Millisekunden aus und zeigt eine M-förmige Konfiguration in den Ableitungen V_1 und V_2. In den Extremitätenableitungen spiegelt sich dies als breites S in den Ableitungen I und aVL abwechselnd wider (Trappe & Schuster, 2017, S. 53).

3.6 Atrioventrikuläre Überleitungsstörung – AV-Block

Störungen in der Erregungsüberleitung von den Vorhöfen (atrial) auf die Kammern (ventrikulär) treten in der Regel im AV-Knoten oder im His-Bündel-Bereich auf und werden als atrioventrikuläre Überleitungsstörungen (AV-Blockierungen) bezeichnet. Diese Blockierungen werden je nach ihrem Ausmaß in drei Schweregrade unterteilt:

Der AV-Block ersten Grades ist eine verzögerte AV-Überleitung, wobei der AV-Intervall (PQ-Zeit) größer 0,2 Sekunden beträgt. Dennoch wird die Vorhoferregung auf die Kammern weitergeleitet, ohne dass eine übersprungen wird. Gefolgt wird die P-Welle von einem QRS-Komplex, wodurch eine 1:1 Überleitung entsteht (Trappe & Schuster, 2017, S. 43).

Beim AV-Block zweiten Grades kommt es vor, dass die Welle der Erregung den AV-Knoten oder das His-Bündel nur vereinzelt oder periodisch nicht passieren kann. Dabei werden zwei verschiedene Varianten unterschieden. Zum einen die zunehmende Verlängerung des PQ-Intervalls bei jeder Herzaktion, bis schließlich eine Überleitung komplett ausfällt. Anschließend folgt eine Herzaktion mit verkürztem PQ-Intervall. Wiederholt sich dieser Vorgang zyklisch, so kann man von der Wenckebach-Periodik oder dem Typ I des AV-Blocks II° Typ Wenckebach sprechen (Hampton et al., 2005, S. 34–35). Die andere Variante die unterschieden werden kann, ist der des AV-Blocks II° Typ Mobitz. Hier wird eine Vorhoferregung plötzlich und unerwartet blockiert, ohne dass vorher das PQ-Intervall verlängert war. Diese Art der Blockform wird meist im His-Bündel lokalisiert oder aber im Bereich der Leitungsschenkel (Hampton et al., 2005, S. 35).

Als dritten und letzten Schweregrad einer atrioventrikulären Überleitungsstörung, bezeichnet man den AV-Block dritten Grades oder auch totaler AV-Block genannt. Hier erkennt man keine Vorhoferregung auf die Kammern im EKG mehr. Keine P-Welle wird von einem QRS-Komplex mehr gefolgt. Wenn die Frequenz der Kammerkontraktionen (QRS-Komplexe) niedriger ist als die Frequenz der Vorhofaktivität (P-Wellen), tritt das Herz in einen Zustand ein, in dem es nur dann weiter schlagen kann, wenn sich ein neues Reizbildungszentrum etabliert, welches auf das Myokard übertragen werden kann. Dieses Ersatzzentrum ermöglicht die Aufrechterhaltung der Herzaktivität (Trappe & Schuster, 2017, S. 44). Eine vollständige Unterbrechung der AV-Überleitung kann an zwei verschiedenen Stellen im Reizleitungssystem auftreten. Zum einem im AV-Knoten, was dann als proximaler totaler AV-Block bezeichnet wird und im Bereich des His-Bündels. Also der ventrikulären Erregungsleitungsschenkel oder den beiden Faszikeln des linken Leitungsschenkels, was als distaler totaler AV-Block bekannt ist.

3.7 Passagerer Schrittmacher

Ein passagerer Schrittmacher erweist sich als temporäre Lösung zur Unterstützung des Herzrhythmus über einen begrenzten Zeitraum. Dabei handelt es sich um einen transvenösen Schrittmacher, der durch eine einschwemmbare Schrittmachersonde mit einem aufblasbaren Ballon vorübergehend eingesetzt wird. Die Verwendung eines inflatierbaren Ballons erleichtert die Positionierung des Schrittmachers, indem er der Blutflussrichtung folgt und so seinen Weg in Richtung des rechten Ventrikels präziser bestimmt werden kann (vgl. Abb. 3.1). Unter Verwendung der Röntgendurchleuchtung, kann die Schrittmachersonde genau positioniert werden (Graf et al., 2018, S. 211).

Die entscheidende Überlegung bei der Platzierung des passageren Schrittmachers ist die Notwendigkeit einer stabilen apikalen und septalen Position im rechten Ventrikel. Hierbei ist es von Bedeutung, dass der Schrittmacher so platziert wird, dass er nicht nur effektiv den Herzrhythmus unterstützt, sondern auch sicher befestigt werden kann. Eine sorgfältige Positionierung gewährleistet nicht nur die optimale Funktionalität des vorübergehenden Schrittmachers, sondern minimiert auch das Risiko von Verschiebungen oder Komplikationen während der temporären Nutzung. Die Verwendung eines passageren Schrittmachers und die korrekte Platzierung der Schrittmachersonde sind somit entscheidende Schritte, um eine kurzfristige Herzrhythmusunterstützung zu gewährleisten. Besonders in Situationen, in denen eine dauerhafte Schrittmacherimplantation nicht unmittelbar möglich ist (Graf et al., 2018, S. 211).

Abbildung 3.1 Passagerer Schrittmacher mit inflatierbarem Ballon

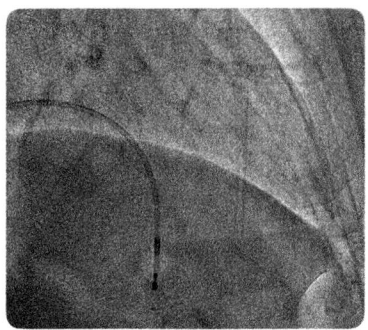

3.8 Permanenter Schrittmacher

Ein permanenter Schrittmacher ist, ein dauerhaft implantiertes Device[6] auf der linken Herzseite. Heutzutage ist ein Herzschrittmacher ein fester Bestandteil zur Behandlung von bradykarden Herzrhythmusstörungen. Dieser wird durch die Reihenfolge von drei Buchstabenkürzel beschrieben. Dabei steht der erste Buchstabe für den Stimulationsort (Atrium oder Ventrikel), der zweite Buchstabe für den Detektionsort (Atrium oder Ventrikel) und der dritte Buchstabe für

---

[6] Gerät.

die Reaktionsweise (Inhibierung[7] oder Stimulation) (Trappe & Schuster, 2017, S. 119).

Die Schrittmachersonden werden über die Vena cephalica oder über die Vena subclavia in Richtung der rechten Herzhälfte gebracht. Fortan wird unterschieden, welche Art von System implantiert werden soll. Der Einkammerschrittmacher wird nur im rechten Vorhof (AAI-Stimulation), bei einer regelrechten Vorhofaktion und regelrechtem QRS-Komplex positioniert. Die Alternative ist die Positionierung im rechten Ventrikel (VVI-Stimulation). Dies erfolgt, wenn eine linksschenkelblockartige Deformierung des QRS-Komplexes vorliegt.

Bei einem Zweikammerschrittmachersystem wird eine Sonde direkt in den rechten Vorhof und in den rechten Ventrikel gelegt (DDD-Stimulation). Hier besitzen die betroffenen Patient:innen noch einen intakten Sinusknoten, aber eine Störung der AV- Überleitung. Stimulationsort sowie Detektionsort sind Dual eingestellt. Auch die Reaktionsweise steht auf Dual. So ist eine Inhibition und eine Stimulation möglich (Trappe & Schuster, 2017, S. 119–121).

In der Kardiologie gibt es für Patient:innen die an einer anderweitigen Erkrankung des Herzens leiden (Herzinsuffizienz) eine zusätzliche Art der Schrittmacherimplantation. Die Möglichkeit einer Resynchronisationstherapie (CRT) durch die Implantation eines Dreikammerschrittmachers oder eines Dreikammerdefibrillators besteht. Die Indikationen sind hier vom Schweregrad der Herzinsuffizienz und von der Breite des QRS- Komplexes abhängig. Bei der CRT-Therapie wird neben den beiden Sonden (rechter Vorhof und rechter Ventrikel) auch eine dritte Sonde in den Koronarsinus[8] (CS) gelegt. Diese soll die laterale Wand des linken Ventrikels stimulieren (Trappe & Schuster, 2017, S. 124).

---

[7] Verzögerung oder Verlangsamung einer Aktion bzw. eines Prozesses.
[8] Zusammenfluss mehrerer Herzvenen, der venöses Blut in den rechten Vorhof leitet.

Therapieansätze einer schweren Aortenklappenstenose

4

Bei den Therapieansätzen wird veranschaulicht, wie eine schwere Aortenklappenstenose behandelt werden kann. Es wird auf die medikamentöse Therapie, den chirurgischen Aortenklappenersatz, auf die transfemorale TAVI und die Valvuloplastie eingegangen.

4.1 Therapeutische Ansätze

Für eine schwere bzw. hochgradige Aortenklappenstenose mit einer nachgewiesenen Öffnungsfläche von kleiner 1 cm^2 (Christen et al., 2006, S. 626), ergeben sich mehrere therapeutische Ansätze. Zum einen kann eine stenosierte Klappe operativ eingesetzt werden oder als minimalinvasiver Eingriff per Katheterverfahren über die Leiste durchgeführt werden. Besteht nur eine leichte Aortenklappenstenose, so können Symptome mit entsprechenden Medikamenten behandelt werden (Billig et al., 2022). Das Verfahren einer implantierten transfemoralen Aortenklappe ist mit einem geringeren Risiko verbunden, als die einer offenen chirurgischen Herz-Operation (OP) Heutzutage wird dieses Vorgehen überwiegend für Hochrisiko Patient:innen sowie Patient:innen im höherem Lebensalter empfohlen (Einecke, 2023, S. 10 ff.).

Eine transfemorale TAVI wird laut der Konsensuspapiere[1] der Deutschen Gesellschaft für Kardiologie (DGK) und der Deutsche Gesellschaft für Thorax-, Herz- und Gefäßchirurgie (DGTHG) bei Patient:innen mit einem niedrigen Operationsrisiko ab 75 Jahren empfohlen (Kuck et al., 2020b, S. 199).

---

[1] Von mehreren Fachgesellschaften getragenes Statement.

Die Wahl zwischen einer TAVI oder einem operativem Klappenersatz wird stets in enger Zusammenarbeit mit dem sogenannten „Heart Team" getroffen werden. Denn von großer Bedeutung ist der Gesamtzustand der Patient:innen sowie die eventuell bestehenden Begleiterkrankungen (Stiefelhagen, 2017, S. 40).

4.2 Medikamentöse Therapie

Derzeit steht keine spezifische pharmakologische Behandlungsmethode zur Verfügung, die den Anfang und den Verlauf dieser Erkrankung beeinflussen kann und somit als Alternative zum Klappenersatz dienen könnte. Die fortgeschrittene Kenntnis der komplexen zugrundeliegenden Pathophysiologie hat jedoch dazu geführt, dass innovative medikamentöse Therapieansätze erforscht und entwickelt werden. Trotz intensiver Bemühungen und Forschungsergebnisse bleibt es bis dato eine Herausforderung, eine wirksame medikamentöse Option für Patient:innen mit einer diagnostizierten Aortenklappenstenose zu etablieren. In diesem Zusammenhang wurden verschiedene Ansätze verfolgt, um potenzielle medikamentöse Interventionen zu identifizieren, die den Verlauf der Aortenklappenstenose beeinflussen könnten. Es wurden jedoch bisher keine eindeutigen Vorteile für Patient:innen mit Aortenklappenstenose durch den Einsatz von lipidsenkenden Therapien wie Statinen nachgewiesen. Diese Erkenntnisse werfen weiterhin Fragen auf und betonen die Notwendigkeit fortlaufender Forschungsbemühungen, um neue Medikamente zu identifizieren oder bestehende Therapieansätze zu optimieren (Billig et al., 2022).

4.3 Chirurgischer Aortenklappenersatz

Die Herzchirurg:innen sind für den herkömmlichen Klappenersatz verantwortlich. Einige von ihnen haben sich auf minimalinvasive chirurgische Techniken spezialisiert und arbeiten in enger Zusammenarbeit mit einem interdisziplinären Team (Caldonazo et al., 2021, S. 19).

Charles Hufnagel ersetzte im Jahre 1952 einer 30-jährigen jungen Frau in der ersten chirurgischen Aortenklappenoperation die Aortenklappe (Kresoja & Thiele, 2021, S. 12). Für eine chirurgische Aortenklappenoperation öffnet der:die Herzchirurg:Herzchirurgin den Brustkorb des:der Patient:innen, der im Anschluss an eine Herz- Lungen- Maschine angeschlossen wird. Diese übernimmt fortan die Arbeit des Herzens. So steht das Herz still und der:die Chirurg:innen kann die defekte Klappe ersetzen (Caldonazo et al., 2021, S. 18).

Eine weitere Methode ist die laterale (seitliche) Thorakotomie[2]. Hierbei wird ein Schnitt unterhalb des großen Brustmuskels gemacht. Der Vorteil hier ist, dass kein Knochen durchtrennt werden muss und die Operation nur durch Spreizung der Rippen erfolgen kann. Dieses Verfahren wird bei einem transapikalen Aortenklappenersatz durchgeführt (Deutsche Gesellschaft für Thorax-, Herz- und Gefäßchirurgie e. V. & Deutsche Herzstiftung, 2021, S. 6).

4.4 Minimalinvasive Therapie – Katheterverfahren

Der Meilenstein in der Entwicklung der Transkatheter-Aortenklappenimplantation wurde rund 48 Jahre nach der Pionierleistung der ersten chirurgischen Herzklappenoperation erreicht, als der französische Kardiologe Philipp Bonhoeffer die erste kathetergestützte Herzklappe einsetzte. Dies markierte einen bedeutenden Fortschritt und eröffnete einen neuen Zeitabschnitt in der kardiovaskulären Medizin. Insbesondere nahm die TAVI-Technologie im Jahr 2000 an Fahrt auf, hauptsächlich im Bereich der Kinderkardiologie, wo zunächst nur die Pulmonalklappe erfolgreich ersetzt wurde. Ein weiterer entscheidender Schritt erfolgte am 16. April 2002, als der Kardiologe Alain Cribier das gleiche innovative Verfahren von 2000 anwandte, um die erste inoperable Aortenklappe zu ersetzen.

Diese wegweisende Intervention revolutionierte die Behandlungsmöglichkeiten für Patient:innen, die zuvor als inoperabel galten. Seit diesen geschichtlichen Momenten hat sich die TAVI in der Kardiologie rasant weiterentwickelt und etabliert. Die Anwendungsbereiche der TAVI haben sich erheblich erweitert, und die Technologie wird kontinuierlich verbessert, um die Sicherheit und Wirksamkeit für eine breitere Patient:innenpopulation zu gewährleisten (Kresoja & Thiele, 2021, S. 12). Heutzutage wird das Verfahren der kathetergestützten TAVI folgendermaßen durchgeführt:

Bei einer unter Durchleuchtung zu implantierenden transfemoralen TAVI, werden in der Regel die Zugänge über die A. femoralis dextra (rechte Leiste) und sinister (linke Leiste) gelegt. Hierzu wird eine arterielle Schleuse mit 14 French (F) bzw. 16 French gelegt. Diese ist abhängig von der später zu implantierenden Klappe. Die andere Leiste wird mit einer 6 French Schleuse versehen. Wichtig ist, dass die Punktion der Leiste, über die die Implantation erfolgen soll, oberhalb der Bifurkation[3] punktiert wird. Nachdem beide Zugänge vorhanden sind,

---

[2] Chirurgische Eröffnung des Thorax.
[3] Verzweigung oder Gabelung.

wird eine retrograde Sondierung über die stenosierte Aortenklappe vorgenommen. Ist dies erfolgt, werden die Drücke zeitgleich im linken Ventrikel und der Aorta gemessen. Dies dient als dokumentarischer Nachweis und als Bestätigung einer vorhandenen Aortenklappenstenose. Anschließend, wird ein steifer Draht in den linken Ventrikel gelegt. Die Implantationsebene wird Kontrastmittelgestützt über die linke Leiste, mit einem sogenannten Pigtail-Katheter, dargestellt. Fortan kann die neue Aortenklappe implantiert werden. Um ein möglichst präzises Ergebnis für die Implantation erreichen zu können, wird die Herzfrequenz je nach zu implantierender Aortenklappe auf 120 Schläge/Minute (Core Valve von Medtronic) bzw. auf 180 Schläge/Minute (Edwards Sapien) angehoben. Durch dieses dargestellte Verfahren wird ein geringerer Blutauswurf des linken Ventrikels geschaffen, sodass die neue Aortenklappe während des Positionierens nicht in Richtung Aortenbogen rutschen kann (Jankwitz, 2021, S. 151 ff.). Um solche eine hohe Herzfrequenz zu erreichen, muss vor Implantation entweder durch die unterwiesene Anästhesie oder durch die behandelnden Kardiolog:innen ein sogenannter transvenöser passagerer Schrittmacher in den rechten Ventrikel gelegt werden (Graf et al., 2018, S. 211).

Der Leitlinienempfehlungen soll eine TAVI immer in Zusammenarbeit mit einem erfahrenden Team durchgeführt werden. Dieses Team besteht aus Kardiolog:innen und aus Herzchirurg:innen. Es ist egal, ob die TAVI in der Chirurgie (transapikal) oder im Herzkatheterlabor (transfemoral) implantiert wird (Kuck et al., 2020c, S. 185).

4.5 Valvuloplastie einer Aortenklappe

Die Ballonvalvuloplastie, auch als Ballonvalvotomie bekannt, ist ein Verfahren zur Öffnung einer verengten oder versteiften Herzklappe. Dies erfolgt mithilfe eines Katheters, der einen angebrachten Ballon an der Spitze trägt. Dieser minimal-invasive Eingriff, erfolgt durch die Einführung eines Katheters von der Leiste aus perkutan in das Blutgefäß. Es existieren verschiedene Formen der Valvuloplastie. Ihre Anwendung hängt von der betroffenen Herzklappe ab (Bykowski et al., 2023).

Die perkutane Aortenklappenvalvuloplastie hat sich als wirksame Methode erwiesen, um bestehende Symptome bei Patient:innen vorrübergehend zu lindern, die Leistungsfähigkeit zu steigern und somit die Lebensqualität zunächst zu verbessern. Es ist jedoch wichtig zu beachten, dass diese Intervention keine Auswirkungen auf die bestehende Mortalität hat. Fortschrittliche Techniken, die in

4.5 Valvuloplastie einer Aortenklappe

den letzten 20 Jahren entwickelt wurden, haben zu einem Wiederaufleben dieser Methode geführt (Sack et al., 2006).

Die Valvuloplastie erfüllt nicht nur eine Funktion im Rahmen des TAVI-Verfahrens, sondern kann auch als temporäre Lösung betrachtet werden, um den Zeitraum bis zum endgültigen Klappenersatz zu überbrücken. Zusätzlich kann sie als eigenständige Therapieoption in Erwägung gezogen werden, wie von Samaja und dem Interventional Cardiology Department am Policlinico Bancario Buenos Aires, im Jahr 2023 betont wird (Samaja & Interventional Cardiology Department, Policlinico Bancario Buenos Aires, Buenos Aires, Argentina, 2023). Diese flexible Anwendbarkeit macht die Ballonvalvuloplastie zu einem vielseitigen Instrument im Bereich der Herzklappentherapie (Abb. 4.1).

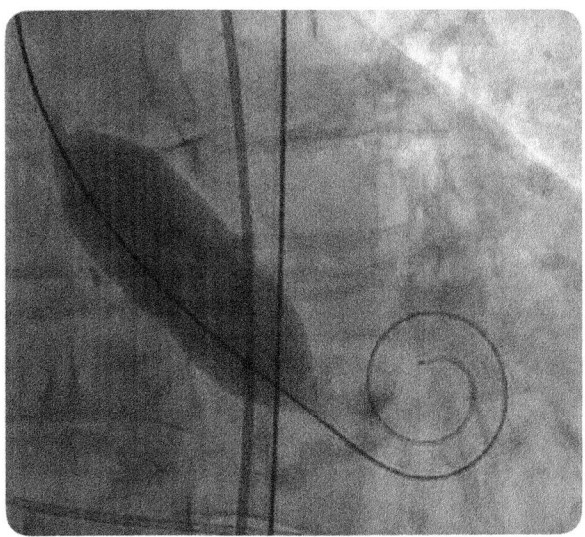

Abbildung 4.1 Valvuloplastie einer Aortenklappe

Biologische Herzklappen   5

Die biologischen Herzklappen können in verschiedene Kategorien eingruppiert werden. Edwards Sapien 3 sowie die Medtronic Evolut Herzklappe zählen zu den biologischen Herzklappen, wobei Tiergewebe wie porcines[1] oder bovines[2] für den Ersatz genutzt werden.

5.1 Einteilung biologischer Herzklappen

Biologische Herzklappen lassen sich in drei Subkategorien, den Autografts, den Homografts und den Xenografts, unterteilen. Als "Autografts" werden Herzklappen bezeichnet, die aus demselben Individuum stammen. In einer chirurgischen Operation, der sogenannten Ross-Operation, wird die Pulmonalklappe der Patient:in in die Aortenposition eingesetzt. Diese pulmonalen Autografts weisen hämodynamische Eigenschaften auf und sind mit einer niedrigen Rate an Thrombosen, Degenerationen und Endokarditiden verbunden. Diese Operationsmethode ist besonders für Kinder und junge Erwachsene geeignet, da ein Wachstum der Aortenwurzel möglich ist (Hoffmann et al., 2008).

Die nächste Subkategorie sind die sogenannten Homografts. Hier werden die Herzklappen kryokonserviert[3] und vor der Transplantation mit Antibiotika behandelt. Diese Art von Klappen werden oft bei schwerwiegenden endokarditischen Erkrankungen eingesetzt. Homografts sind nur begrenzt verfügbar und neigen zu einer Degeneration im Laufe der Zeit (Nägele et al., 2000).

---

[1] Schwein.
[2] Rind.
[3] Aufbewahrung durch einfrieren in flüssigen Stickstoff.

Die dritte Kategorie sind die Xenografts. Diese Klappentypen werden aus Schweine- oder Rinderherzen gewonnen. Oft sind sie mit Gerüsten aus verschiedenen Materialien verstärkt, um das Klappengewebe in seiner natürlichen anatomisch-funktionellen Position zu fixieren. Diese Art von Prothesen wird auch als Stent-Bioprothese bezeichnet (de Kerchove et al., 2007), (Hoffmann et al., 2008).

5.2 Biologische Herzklappe – Edwards Sapien 3

Die transfemoralen Herzklappen der Sapien 3 Familie zeichnen sich durch ein ballonexpandierbares, röntgendichtes Gerüst aus, welches aus einer hochwertigen Kobalt-Chrom-Legierung gefertigt ist. Diese Konstruktion gewährleistet eine stabile und präzise Platzierung während des Implantationsprozesses, sowie eine langfristige Haltbarkeit und Wirksamkeit der Herzklappenprothese (Edwards, 2021, S. 1–2).

Die eigentliche Herzklappenprothese, eine dreisegelige Klappenprothese, wird aus bovinem Perikard gewonnen, was eine biologisch verträgliche Grundlage für das Implantat bietet. Um eine optimale Leistung zu gewährleisten, ist die Prothese mit einer inneren und äußeren Manschette aus Polyethylenterephthalat (PET) überzogen. Diese Zusatzschichten verbessern die strukturelle Integrität der Herzklappe und fördern eine reibungslose Interaktion mit den umgebenden Geweben. Die Fixation der einzelnen Segel erfolgt nach dem Carpentier-Edwards ThermaFix Verfahren, welches für eine sichere Verankerung und eine naturnahe Funktionalität der Klappenprothese sorgt. Edwards bietet diese biologischen Aortenklappen in den Größen von 20 mm bis 29 mm an. Die Auswahl der zu implantierenden Größe basiert auf präzisen Messungen, die die Anulusgröße der Nativklappe sowie die Ergebnisse der transösophagealen Echokardiographie (TEE) oder einer Computertomographie berücksichtigen. Diese individualisierte Herangehensweise stellt sicher, dass die Herzklappenprothese optimal an die anatomischen Gegebenheiten der Patient:innen angepasst ist, um eine bestmögliche Performance und Sicherheit zu gewährleisten (Edwards, 2021, S. 1–2).

5.3 Biologische Herzklappe – Medtronic Evolut

Die Bioprothese von Medtronic wurde konzipiert, um die natürliche Aortenklappe oder eine zuvor chirurgisch eingesetzte Aortenklappen-Bioprothese ohne die Notwendigkeit einer offenen Herzoperation zu ersetzen. Das Stützgerüst dieser

5.3 Biologische Herzklappe – Medtronic Evolut

Prothese besteht aus Nitinol und zeichnet sich durch seine selbstexpandierenden Eigenschaften aus (Medtronic, 2015, S. 85).

Die Flexibilität der Medtronic Evolut Aortenklappe wird durch das Nitinol-Gerüst weiter verstärkt, da es sich bei einer Temperatur zwischen 0 °C bis 8 °C zusammenzieht und sich bei Körpertemperatur wieder in seine ursprüngliche Form entfaltet. Diese Temperaturabhängigkeit ermöglicht eine genaue Positionierung und Anpassung der Bioprothese im Herzen, ohne dass eine chirurgische Öffnung des Brustkorbs erforderlich ist.

Die Medtronic Evolut Aortenklappe ist nicht nur selbstexpandierend, sondern auch röntgendicht, was den Implantationsprozess erleichtert. Sie ist in den Durchmessern von 23 mm bis 29 mm verfügbar (Medtronic, 2015, S. 85–86).

Die Herstellung dieser Bioprothese erfordert präzise Handwerkskunst. Die Klappentaschen werden einzeln vernäht, und es wird eine dünne, einlagige Schürze aus Schweineperikard verwendet, um eine Drei-Taschen-Konfiguration zu bilden. Dieser Ansatz gewährleistet eine naturnahe Funktionalität, um eine effiziente Blutströmung zu ermöglichen (Medtronic, 2015, S. 85–88).

TAVI-CT 6

Die Beschreibung der TAVI-CT, einschließlich der EKG-Triggerung, technischer CT-Daten, CT-Protokolle und Kontrastmittelsequenzen, sowie der Auswertung, bildet einen Bestandteil der Bildgebungstechnologien, die im Bereich der Aortenklappenintervention eingesetzt werden. Die EKG-Triggerung ermöglicht es, Bilder während einer spezifischen Phase des Herzzykluses aufzunehmen. Das CT-Protokoll und die Kontrastmittelsequenzen, gemäß den Standards des Universitätsklinikums Heidelberg, gewährleisten eine standardisierte Bildgebung für eine präzise TAVI-Planung. Die TAVI-CT Auswertung umfasst die Analyse der Bilddaten, wodurch eine genaue Entscheidungsfindung für die Auswahl und Positionierung der Aortenklappenprothese ermöglicht wird.

6.1 Beschreibung der TAVI-CT

Vor wenigen Jahren hat sich herausgestellt, dass die kardiale Computertomographie eine äußerst effektive Lösung zur Diagnose koronarer Herzerkrankungen darstellt (Borchardt, 2021).

Sie ermöglicht eine präoperative Planung, wobei die CT eine detaillierte Darstellung der Aortenklappe und der umgebenden Strukturen ermöglicht. Dies ist entscheidend für die Auswahl der geeigneten Klappenprothese, die richtige Größe und die Platzierung während des Eingriffs. Außerdem hilft sie bei der anatomischen Bewertung. Die CT-Bilder bieten eine genaue Beurteilung der Aortenwurzel, der Koronararterien, des Klappenumfelds und anderer anatomischer Strukturen. Dies ist wichtig, um potenzielle Komplikationen während der TAVI zu vermeiden. Die genaue Dimensionierung und Platzierung der Prothese sind entscheidend für den Erfolg der TAVI (Alektorov, 2019).

Die Anwendung von kardialer Bildgebung mittels Computertomographie bringt jedoch aufgrund der natürlichen Herzbewegung stets Bewegungsartefakte mit sich. Um diese Herausforderung zu bewältigen, ist eine hohe zeitliche Auflösung der Bilder erforderlich. Eine kürzere Aufnahmezeit pro Bild ermöglicht eine präzisere Darstellung des Herzens. Gleichzeitig ist eine äußerst räumliche Auflösung notwendig, um auch kleinste Strukturen wie die Koronararterien zuverlässig beurteilen zu können. Um ein optimales Resultat zu erzielen, sollten die Schichten dabei weniger als 1 mm in jeder Raumrichtung betragen. Die genaue Beurteilung des Herzens in einer bestimmten Phase, also phasenkonsistent, erfordert die Synchronisation der Datenaufnahme mit dem EKG-Signal der Patient:innen. Zudem sollte die Gesamtaufnahmezeit für das Herzvolumen nur wenige Sekunden betragen, um die Strahlendosis für die Patient:innen so gering wie möglich zu halten (Flohr, 2013, S. 4).

Bei einer Transkatheter-Aortenklappenimplantation erfolgt der Eingriff zwar angiographisch unterstützend, jedoch kann so vorab kein Urteil über die Aortenwurzel, Aortenklappenebene oder der angrenzenden anatomischen Strukturen, wie zum Beispiel die Abgänge der Herzkranzgefäße vorgenommen werden. Deswegen ist es wichtig, vor einer Implantation eine exakte Darstellung der genannten Strukturen zu erlangen. Die Mehrzeiler- Computertomographie ist hierbei eine verbreitete Methode, um die Aortenwurzel, die Aortenklappenebene und die angrenzenden anatomischen Strukturen zu evaluieren. Außerdem dient die CT auch für die entsprechende Darstellung der peripheren Gefäße. Dies wird benötigt, um einen femoralen Zugangsweg zu gewährleisten (Nguyen-Kim & Frauenfelder, 2013, S. 188).

6.2   EKG Triggerung bei einer CT

Die EKG-getriggerte Computertomographieuntersuchung stellt einen einfachen und effizienten Ansatz dar, um eine kardiale Bildgebung weitestgehend frei von Artefakten zu gewährleisten. Dieser innovative Ansatz integriert die elektrische Herzaktivität de Patient:innen, die durch das Elektrokardiogramm kontinuierlich überwacht wird, mit in den CT-Scanning-Prozess. Durch die präzise Synchronisation der Datenaufnahme mit den verschiedenen Phasen des Herzzyklus ermöglicht die EKG-getriggerte CT eine artefaktfreie Darstellung der kardialen Strukturen. Bewegungsartefakte, die aufgrund der natürlichen Herzbewegung auftreten können, werden so minimiert.

Dies trägt dazu bei, scharfe Bilder des Herzens zu erhalten, die entscheidend für eine genaue Diagnose und präzise Planung von interventionellen Eingriffen

6.2 EKG Triggerung bei einer CT

sind (Flohr, 2013, S. 4–5). Ein weiterer Vorteil dieses Ansatzes besteht darin, dass die Strahlendosis für die Patient:innen optimiert werden kann (Flohr, 2013, S. 5).

Den Patient:innen wird ein EKG angelegt, welches sich mit dem CT verbindet. Während der Untersuchung bestimmt das EKG-Signal den Zeitpunkt für den Start der Aufnahme. Der CT-Tisch bewegt sich automatisch in die vorher definierte Ausgangsposition, die sog. z-Position. Teilumlauf- Datensätze werden mit einem zeitlichen Abstand zur vorherigen R-Zacke aufgenommen. Diese kann beliebig von der Anwender:in ausgewählt werden. Der Tisch fährt nun zur nächsten z-Position, wo der nächste axiale Scan mit dem gleichen zeitlichen Abstand zur darauffolgenden verfügbaren R-Zacke ausgelöst wird. Dieses Verfahren ermöglicht eine schrittweise Abdeckung des Herzvolumens durch aufeinanderfolgende axiale CT-Scans. Aufgrund der erforderlichen Zeit die die Tischbewegung benötigt, kann nur jeder zweite Herzschlag für die Bildgebung genutzt werden (Flohr, 2013, S. 5).

Der Zeitpunkt für den Start des CT-Scans nach einer R-Zacke muss aus den vorhergehenden Herzzyklen extrapoliert werden, wie Flohr beschreibt. Diese Art der Aufnahmetechnik ist für Patient:innen mit einer niedrigen Herzfrequent und einem regelmäßigen Herzschlag gut geeignet und weißt nur niedrige Strahlendosiswerte auf. Bei Patient:innen mit Arrhythmien oder Extrasystolen wird diese Art der Messmethode jedoch durch die hervorgerufene Fehltriggerung gestört. Dabei steigt die Strahlendosis an und die Bilder sind mit Artefakten (Stufenartefakt) verbunden (Flohr, 2013, S. 7).

Im Protokoll wird festgelegt zu welcher Zeit des Herzrhythmus Strahlung appliziert wird. Es wird zwischen zwei unterschiedlichen Arten der Triggerung unterscheiden. Zum einen gibt es die prospektive Triggerung und zum anderen die retrospektive Triggerung. Danach wird der Datensatz zusammengesetzt und bearbeitet. Es gibt zwei Phasen des Herzrhythmus, welche wir in der CT verwenden können:

End-Systole
End-Diastole

Am Ende der Systole ist die maximal mögliche Kontraktion des Herzens erreicht und am Ende der Diastole der maximale Füllungszustand. In diesen zwei Phasen ist die Bewegung des Herzens am geringsten (Borchardt, 2021).

Die prospektiv EKG-getriggerte Sequenztechnik ist eine Methode, die wie folgt beschrieben werden kann: Vor Beginn der Untersuchung wird das Elektrokardiogramm der Patient:innen analysiert, und ein passendes RR-Intervall[1] ausgewählt. Dieses RR-Intervall dient als Zeitfenster, in dem die Strahlung für die Bildgebung exakt abgegeben wird. Ein zentraler Schritt besteht darin, dass die Anwender:innen im Vorfeld festlegt, in welcher Phase des Herzzyklus die Scans durchgeführt werden sollen. Üblicherweise wird die Diastole als bevorzugte Phase gewählt, da zu diesem Zeitpunkt die Herzaktivität aufgrund der Entspannung des Herzmuskels am geringsten ist (Borchardt, 2021).

Anders als bei der prospektiven Technik, bewegt sich bei der retrospektiven EKG-getriggerten Sequenztechnik der CT-Tisch kontinuierlich. So können die Daten aus jedem Herzzyklus zur Bildrekonstruktion verwendet werden. Die Gesamtdauer des Scans zur Bestimmung des Herzvolumens ist deshalb kürzer (Flohr, 2013, S. 8). Zudem zeichnet sie sich durch ihre hohe Flexibilität aus, denn sie ermöglicht die Rekonstruktionsphase nachträglich zu optimieren. Dadurch eignet sie sich auch für anspruchsvollere Patient:innenbedingungen, wie der Herzmorphologie oder der Aussage über die Herzfunktion. Die höhere Strahlendosis bildet jedoch einen Nachteil dieses Vorgehens (Flohr, 2013, S. 11).

6.3 Technische CT-Daten – Universitätsklinikum Heidelberg, Innere Medizin III

Der Computertomograph in der radiologischen Abteilung der Inneren Medizin III ist ein Spectral CT 7500-System von Philips. Dieses leistungsstarke CT-System ist mit einem Spektraldetektor (SDCT) ausgestattet, der eine präzise und vielseitige Bildgebung ermöglicht. Mit einer Generatorlast von 140 kW und bis zu 512 Zeilen bietet es eine hohe Auflösung und detaillierte Darstellung anatomischer Strukturen.

Die Rotationsgeschwindigkeit des CT-Geräts beträgt 0,27 Sekunden, was schnelle und effiziente Scanvorgänge ermöglicht. Die maximale scanbare Range von 2000 mm eröffnet breite Anwendungsmöglichkeiten und bietet die Erfassung anatomischer Bereiche in einem einzigen Scan.

---

[1] Intervall zwischen aufeinanderfolgenden Herzschlägen.

Das System zeichnet sich durch eine konventionelle Rekonstruktionsgeschwindigkeit von weniger als einer Minute bei 93 % der Referenzprotokolle aus, was eine zeitnahe Verfügbarkeit von Bildern für die klinische Diagnose und Planung gewährleistet. Darüber hinaus bietet es eine spektrale Rekonstruktionsgeschwindigkeit von einer bis zwei Minuten, was detaillierte spektrale Informationen ermöglicht und somit die diagnostischen Möglichkeiten erweitert.

Insgesamt stellt der Spectral CT 7500 von Philips eine Technologie dar, die eine präzise, schnelle und umfassende Bildgebung ermöglicht. Diese fortschrittliche Ausstattung trägt dazu bei, diagnostische Genauigkeit und Effizienz in der klinischen Praxis zu maximieren („Philips_SpectralCT7500_UKHD_ Projektbericht.pdf", o. J.; Spectral CT 7500. Diagnostischer Mehrwert in der Kardiologie., 2022).

6.4 CT-Protokoll und Kontrastmittelsequenzen – Standards des Universitätsklinikums Heidelberg

Nachdem die Patient:innen am EKG angeschlossen wurden, erfolgt zunächst die Aufnahme eines Thorax-/Abdomen-/Becken-Topogramms in anterior/posterior (AP) und lateraler (LAT) Ebene, um eine umfassende Übersicht zu erhalten. Nach Abschluss dieses Schritts wird eine einzige Spirale mit EKG-Synchronisation durchgeführt. Anschließend werden zwei separate CT-Scans geplant und durchgeführt. Der erste Scan ist ein Thorax-Scan mit vorab eingestellter EKG-Triggerung.

Anschließend erfolgt der Abdomen/Becken-Scan nach den gängigen Standardeinstellungen (von der Leber bis zur Mitte der Oberschenkel). Beide Scans werden in nativen und kontrastmittelinduzierten Sequenzen durchgeführt. Die Kontrastmittelinjektion beginnt mit dem Tracking des Kontrastmittelbolus nach dem Start der Injektion. Ein Region of Interest (ROI) wird vorab durch einen sequenziellen Scan auf Höhe der Trachealbifurkation in der Aorta descendens platziert. Sobald ein Schwellenwert von 100 bis 150 Hounsfield Units (HU) erreicht ist, erfolgt die automatische CT-Spirale.

Für eine optimale Kontrastierung wird ein biphasisches Kontrastmittelprotokoll verwendet. Dabei werden insgesamt 60 ml Kontrastmittel mit einer Flussgeschwindigkeit von 5 ml pro Sekunde und einem Bolus von 35 ml sowie einer Flussgeschwindigkeit von 2,5 ml pro Sekunde injiziert.

Aus den durchgeführten Scans werden verschiedene Rekonstruktionen erstellt, darunter Lungen- und Weichteilfenster, Herzfenster und eine Rekonstruktion zur

Bestimmung des Calcium Scores. Die kardialen Rekonstruktionen werden in Prozenten berechnet und von 0 % bis 100 % ausgewertet. Die 75 %-Rekonstruktion wird dabei bevorzugt, da sie die beste Kontrastierung des Herzens ermöglicht. Zudem wird eine Rekonstruktion in der 40 %-Herzphase durchgeführt. Beide Rekonstruktionen erfolgen in Schichtdicken von 1,5 mm und 0,67 mm. Alle weiteren Rekonstruktionen werden in Absprache mit den behandelnden Ärzt:innen entsprechend den individuellen Anforderungen und Fragestellungen durchgeführt (Nguyen-Kim & Frauenfelder, 2013, S. 18; Weber & Graf, 2023).

6.5 TAVI-CT Auswertung

Um eine präzise Auswahl der zu implantierenden Aortenklappe zu treffen, ist eine detaillierte quantitative Auswertung der Aortenwurzel, der Aorta und der Iliakalgefäße von entscheidender Bedeutung. Eine genaue Darstellung dieser anatomischen Strukturen ist daher unerlässlich. Im Folgenden wird die Auswertung einer Computertomographie für eine Transcatheter Aortic Valve Implantation (TAVI) erläutert.

Zu Beginn erfolgt die Unterteilung der drei koronaren Taschen mithilfe farblich unterschiedlicher Markierungen. Die rechte koronare Tasche, der Ursprungsort der rechten Koronararterie, wird rot dargestellt, die links koronare Tasche, der Ursprungsort der linken Koronararterie, in grün, und die nicht koronare Tasche in Gelb. Die Ansichten der Ostien helfen bei der Beurteilung und Bestimmung des Abstands zur Ringebene.

Eine grundlegende Voraussetzung für korrekte Messungen ist, dass sich die Mittellinie immer senkrecht zur Ringebene befindet und während der Messung nicht verändert wird. Für die genaue Bestimmung der Prothese müssen zusätzlich folgende Parameter ermittelt werden:

1. Anulus-Größe
2. Größe des linksventrikulären Ausflusstrakts
3. Größe des Sinus of Valsava
4. Größe des sinotubulären Übergangs
5. Größe der Aorta ascendens

Die Bestimmung der Anulus-Größe erfolgt kaudal der drei Aortensegel, wobei alle drei Ebenen berücksichtigt werden müssen. Anschließend wird die Größe des linksventrikulären Ausflusstrakts etwa 5 mm unterhalb der Ringebene gekennzeichnet. Die Größe des Sinus of Valsalva, dem Ursprungsort der Koronararterien,

6.5 TAVI-CT Auswertung

wird durch die Markierung des breitesten Abschnitts der Aortenwurzel bestimmt. Dabei ist es wichtig, die Kontur auch im Querschnitt zu überprüfen. Der sinotubuläre Übergang wird oberhalb der Aortenwurzel gemessen. Zur Bestimmung des Durchmessers der Aorta ascendens wird eine Markierung etwa 4 cm oberhalb der Ringebene gesetzt, wobei darauf zu achten ist, dass die Markierung nicht zu hoch am Aortenbogen erfolgt. Diese präzise Auswertung ermöglicht eine individuelle und passgenaue Auswahl der Aortenklappe für die TAVI-Prozedur (TAVI-Planung Auswertung e-Clip, 2017).

Hauptparameter 7

Die Beurteilung von drei CT-Parametern (Anulusfläche, die Länge des membranösen Septums und das Calcium-Scoring), stellen die Grundlage dieser Arbeit dar. Diese Parameter sollen im folgenden Kapitel näher erläutert werden.

7.1 Anulusfläche

Vor einem TAVI- Eingriff ist es erforderlich, den Anulus präzise durch die vorab entstandene Computertomographie zu vermessen. Dabei wird der Durchmesser aus dem Umfang [mm] oder der Fläche [mm^2] abgeleitet. Optimalerweise sollte der berechnete Durchmesser des Anulus zwischen 18 mm und 30 mm liegen.

Besondere Aufmerksamkeit ist auf das Vorhandensein von Kalzifikationen zu richten, da eine ausgeprägte Verkalkung der Klappe das Risiko einer unzureichenden Abdichtung mit relevantem paravalvulären Rückflüssen erhöhen kann. Dies kann dazu führen, dass die bestehende radiale Stabilität beeinträchtigt wird. Gleichzeitig sind auch stark ausgeprägte Kalzifikationen im linken ventrikulären Ausflusstrakt (LVOT) von Nachteil, da sie sowohl das Risiko einer paravalvulären Leckage[1], als auch einer Anulusruptur erhöhen können (Stiefelhagen, 2017, S. 40).

Obwohl eine zu kleine Aortenklappenprothese zu einem Rückfluss (Regurgitation) oder sogar zu einer Verschiebung der Prothese führen könnte, was zu ungünstigen klinischen Ergebnissen führt, ist eine Überdimensionierung mit schwerwiegenden Folgen wie eine lebensbedrohliche Anulusruptur oder eine vermeintlich dauerhafte Störung in der Erregungsleitung, die Indikation für einen permanenten Herzschrittmachers (Voigtländer et al., 2021, S. 1965).

---

[1] Undichtigkeit.

Eine durchgeführte Computertomographie vor einer gelplanten TAVI, liefert reproduzierbare Messungen des AortenAnulus und der Aortenwurzelgeometrie bei Patient:innen. Über diesen Parameter und die Interobserver-Variabilität[2] liegen bis heute nur wenige Daten vor (Schmidkonz et al., 2014).

7.2 Membranous septum length (MS)

Eine inadäquate Distanz zwischen der Länge der Membranous septum length (MS) und der Tiefe der Implantation, kann eine mechanische Kompression des Gewebes des Reizleitungssystems durch eine zu tief implantierte transvenöse TAVI negativ beeinträchtigen (Chen, Chang, Liao, Leu, I-Ming Chen, et al., 2022).

Die MS Länge zählt zu einer der patient:inneneigenen Risikofaktoren und ist daher besonders wichtig vor einer zu implantierenden TAVI zu betrachten. Anatomisch lässt sich erkennen, dass das HIS- Bündel, das membranöse Gewebe durchquert und somit eine Anfälligkeit bei einer mechanischen Kompression zeigt.

In einigen veröffentlichten Studien wurde bereits über einen bekannten Zusammenhang zwischen der Membranous septum Länge und der auftretenden Schrittmacherindikation nach einer TAVI berichtet (Hokken et al., 2022, S. 525). Jedoch wurde dieser Zusammenhang beider Faktoren derzeit nicht weiter untersucht.

Bereits erforscht wurde, dass eine verkürzte Membranous septum Länge die Implantationsrate eines permanenten Schrittmachers beeinträchtigen kann (Jilaihawi et al., 2019, S. 1799–1800). In den veröffentlichten Studien kann kein genauer Referenzwert betrachtet werden, daher sollte sich auch eine längere MS Länge genauer angesehen werden, sodass auch hier eine Stellung zu genommen werden kann.

7.3 Calcium-Scoring

„Es sollte untersucht werden, ob eine mit Computertomographie gemessene Aortenklappenverkalkung suboptimale Ergebnisse einer direkten TAVI mit einer selbstexpandierenden Prothese vorhersagt" (Clerfond et al., 2022:305). Dieses Zitat stammt aus der Studie von Guillaume Clerfond, einem französischen

---

[2] Maß für die Abhängigkeit eines klinischen Untersuchungsverfahrens.

Kardiologen der Universität Clermont Auvergne. Er befasste sich mit der Bewertung der Aortenklappenverkalkung, um damit verbundene Komplikationen zu vermeiden.

Die Beurteilung der Kalziumbelastung an der Aortenklappe spielt eine entscheidende Rolle in der Vorbereitung einer Transkatheter-Aortenklappenimplantation. Während eine zuverlässige Methode für die Kalziumbewertung mittels nicht kontrastverstärkter Computertomographiesequenzen vorhanden ist, besteht derzeit eine Unvollständigkeit an einer standardisierten Referenzmethode zur Beurteilung der Schrittmacherabhängigkeit durch diesen Parameter (Angelillis et al., 2021).

Methode 8

Der folgende Abschnitt umfasst eine Beschreibung der angewandten Methode. Ergänzend werden die durchgeführten Analysen und Auswertemethoden erläutert. Dies erfolge unter der Berücksichtigung ethischer Überlegungen.

8.1 Ablauf der Datenerhebung

Zunächst wurde eine Literaturrecherche zu bereits bestehenden und dokumentierten Komplikationen einer bestehenden Schrittmacherwahrscheinlichkeit 30 Tage nach einer TAVI betrachtet.

Für diese Studie wurde eine spezielle Excel-basierte Datenbank erstellt. Diese enthält die ermittelten Parameter aus der Literaturrecherche, darunter Alter, Vorhandensein von Aortenaneurysma, PQ-Zeit, QRS-Komplex, Rechtsschenkelblock, Linksschenkelblock, durchgeführte Valvuloplastie, Prothesentyp, Prothesengröße, Calcium-Scoring, TAVI-Planung unter Berücksichtigung der Anulusfläche, des Sinus of Valsava, der Aorta ascendens und des sinotubulären Übergangs.

Drei dieser Parameter wurden durch eine CT- Bildgebung untersucht: die Anulusfläche, das Calcium-Scoring und die MS Länge. Nach der Auswahl der Parameter, wurden für alle Parameter Cut-off-Werte anhand bereits dokumentierter Referenzwerte aus der Literatur ermittelt.

- Alter >75 Jahre (Deutsche Gesellschaft für Kardiologie – Herz- und Kreislaufforschung e. V. German Cardiac Society, 2013)
- QRS- Komplex >120 ms (Haverkamp, 2017)
- PQ- Zeit >200 ms (Saad et al., 2021)
- AV- Block Grad I, Rechtsschenkelblock, Linksschenkelblock (Geisler, 2015)
- Valvuloplastie (Samaja & Interventional Cardiology Department, Policlinico Bancario Buenos Aires, Buenos Aires, Argentina, 2023, S. 15)
- Prothesentyp, Prothesengröße >26 mm (Deutsche Gesellschaft für Kardiologie – Herz- und Kreislaufforschung e. V. German Cardiac Society, 2013, S. 62)
- Calcium-Scoring männlich >2000 und Calcium-Scoring weiblich >1200 (Deutsche Gesellschaft für Kardiologie – Herz- und Kreislaufforschung e. V. German Cardiac Society et al., 2017, S. 21)
- Anulusfläche <400 mm^2 (Voigtländer et al., 2021)
- MS Länge <7,4 mm (Hamdan et al., 2015, S. 1224)

Die Datentabelle, die alle relevanten Parameter und ihre entsprechenden Werte enthält, bildete die Grundlage für eine detaillierte Auswertung.

Die Ein- und Ausschlusskriterien sind im obigen Abschnitt aufgeführt (siehe Abschnitt 1.7 Ein- und Ausschlusskriterien). Es wurden 150 konsekutive Patient:innen ab Mai 2023 in diese Studie aufgenommen. Die Datenerfassung erfolgte retrospektiv aus dem klinischen Datenbanksystem, einschließlich des Endpunkts (Notwendigkeit einer Herzschrittmacherimplantation nach dem TAVI-Eingriff innerhalb von 30 Tagen). Alle Patient:innen hatten sich einer CT-TAVI-Planungsuntersuchung im Rahmen der klinischen Routine unterzogen. Die Rohbilder wurden analysiert, und die Daten wurden in die Datenbank eingepflegt.

Im darauffolgenden Schritt wurde durch die vorher durchgeführte kardiale Computertomographie der Calciumwert ermittelt. Diese Berechnung erfolgte anhand der nativen 75-prozentigen transversalen Sequenz (Calcium Score Sequenz) (siehe Abb. 8.1). Die genaue Lokalisation der Verkalkungen wurde durch manuell gezogene ROIs im Bereich der Aortenklappen bestimmt, um einen genauen Calciumwert zu erhalten. Die Ergebnisse dieser Calciumwert-Bestimmung wurden ebenfalls in der Datentabelle festgehalten.

Abbildung 8.1
Darstellung der Lokalisationen der Verkalkungen im Bereich der Aortenklappe

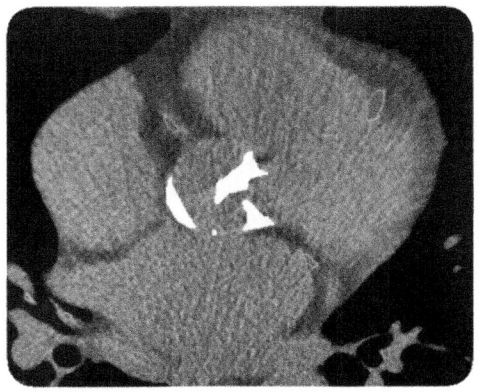

Nachdem die Berechnung des Calciumwertes durchgeführt wurde, wurde eine Transkatheter-Aortenklappenimplantationsberechnung angewandt. Die Auswertung beginnt mit der farblichen Markierung der drei koronaren Taschen. Im weiteren werden die Anulus-Größe, Größe des linksventrikulären Ausflusstrakts, Größe des Sinus of Valsava, Größe des sinotubulären Übergangs und Größe der Aorta ascendens genau bestimmt. Einen wesentlichen Betrachtungsraum bildet hier die Anulusfläche (vgl. Abb. 8.2), die einen der CT-Parameter stellt.

Die Auswertung der Transkatheter-Aortenklappenimplantationsberechnung ermöglicht die Auswahl der Größe und Art der neuen Aortenklappe (vgl. Abschnitt 6.5 TAVI-CT Auswertung). Diese Bestimmung der anatomischen Strukturen erfolgte in der 75-prozentigen Phase der kardialen Computertomographie. In dieser mit Kontrastmittel gestützten Sequenz wird die arterielle Herzhälfte deutlich sichtbar, was eine präzisere Bestimmung der anatomischen Gegebenheiten ermöglicht. Die Ergebnisse dieser Berechnung, wurden in der erstellten Datentabelle dokumentiert.

In einem weiteren Schritt erfolgte die Messung der Membranous septum Länge in der coronaren Ansicht der kardialen Computertomographie. Um eine standardisierte Datenermittlung zu gewährleisten, wurde in dieser Studie die MS Länge einheitlich für alle 150 Patient:innen mittels des Abstands [mm] von der Ebene des Aortenrings zum obersten Teil des muskulären Interventrikularseptums (koronare Bestimmung der MS Länge, vgl. Abb. 8.3) bestimmt (Chen, Chang, Liao, Leu, I.-Ming Chen, et al., 2022, S. 43). Die Messwerte wurden in der Datentabelle anschließend festgehalten. Diese Schritte trugen dazu bei, eine fundierte Grundlage für die weiterführende Analyse zu schaffen (Hamdan et al., 2015, S. 1220).

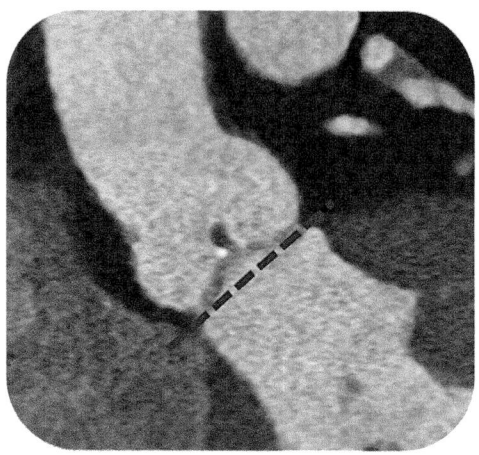

Abbildung 8.2 Kennzeichnung der Anulusebene im CT-Schnittbild

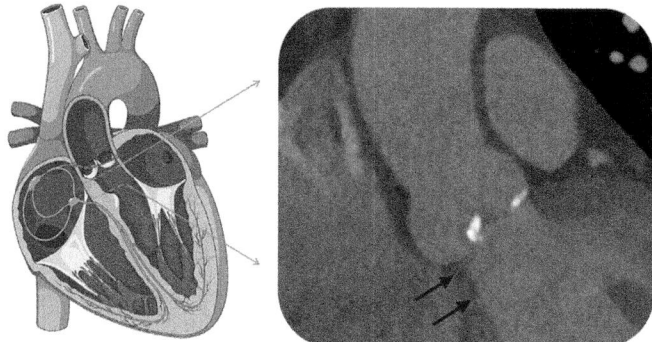

Abbildung 8.3 Kennzeichnung der MS Länge anhand einer schematischen Darstellung *(Impact of membranous septum length on pacemaker need with different transcatheter aortic valve replacement systems: The INTERSECT registry; Hokken, Thijmen W. et al.., 2022, Journal of Cardiovascular Computed Tomography, Volume 16, Issue 6, S. 525;* https://doi.org/10.1016/j.jcct.2022.07.003*; This is an open access article under the CC BY license (*http://creativecommons.org/licenses/by/4.0/*)*, übertragbar auf ein CT-Bild. (Eigene Darstellung)

8.1 Ablauf der Datenerhebung

Nachdem sämtliche Parameter für die 150 Patient:innen vollständig in der Datentabelle erfasst wurden, erfolgte eine Berechnung der binomial-logistischen sowie metrischen Daten, mithilfe der in der Literatur gefundenen Cut-off-Werten. Alle Ergebnisse der gesamten Berechnungen wurden in einer separaten Spalte in der Datentabelle in die Kategorien eins und null unterteilt. Dies ermöglichte eine klare Differenzierung der Cut-off- Werte.

Darauffolgend wurde für alle Studienvariablen eine deskriptive Statistik angewandt. Hier werden die Variablen kategorisch mit Häufigkeiten, Prozentsätzen, den Mittelwerten und der Standardabweichung (siehe Tabelle 9.1) zusammengefasst. Die deskriptive Statistik bildet einen Bestandteil der biometrischen Analyse und ist eine grundlegende Voraussetzung, um ein tiefergehendes und abschließendes Verständnis der Datenanalyse zu erlangen (Spriestersbach et al., 2009, S. 578). Hier wurde für die angewandte deskriptive Statistik, alle identifizierten Parameter (Alter, QRS- Komplex, PQ-Zeit, Aortenaneurysma, Valvuloplastie, Rechtsschenkelblock, Prothesentyp, Prothesengröße, Linksschenkelblock, Calcium Score männlich und weiblich, Anulusfläche und MS Länge) als abhängige Variablen verwendet.

Die Auswahl der Parameter, darunter demografische Daten, Begleiterkrankungen, Details zum Verfahren sowie die CT-Parameter (Anulusfläche, MS Länge und Calcium-Scoring), wurden anschließend durch die Anwendung der Odd Ratio (OR) einer statistischen Wertermittlung unterzogen. Odds Ratios werden eingesetzt, um die relativen Wahrscheinlichkeiten für das Auftreten eines bestimmten Ergebnisses, bei Expositionen gegenüber einer Variablen, zu vergleichen. Die Odds Ratio kann ebenso dazu verwendet werden, festzustellen, ob eine bestimmte Exposition ein Risikofaktor für ein spezifisches Ergebnis ist. So kann die Stärke unterschiedlicher Risikofaktoren für ein Ergebnis vergleichend dargestellt werden (Szumilas, 2010, S. 227).

Berechnet werden die metrischen Daten wie folgt (Tenny & Hoffman, 2023). Berechnung anhand des Beispiels für die MS Länge:

$$\text{Odds}_A = \frac{\text{Parameter MS Länge}}{\text{Schrittmacher}} = \frac{11}{3} = 3{,}67$$

$$\text{Odds}_B = \frac{\text{Parameter MS Länge}}{\text{Schrittmacher}} = \frac{115}{21} = 5{,}47$$

$$\text{Odds Ratio} = \frac{\text{Odds}_A}{\text{Odds}_B} = \frac{3{,}67}{5{,}47} = 0{,}67$$

Die Odd Ratio, als statistische Methode, ermöglichte es, die Bedeutung und den Einfluss der verschiedenen Parameter auf die Schrittmacherwahrscheinlichkeit 30 Tage nach einer TAVI zu quantifizieren. Die Ermittelten Parameter, die einen Einfluss auf die Schrittmacherwahrscheinlichkeit gezeigt, wurden im weiteren Verlauf in die Berechnungen mit einbezogen. Alle anderen Parameter wurden ausgeschlossen.

Um anschließend die Vorhersagekraft der kombinierten Parameter weiter zu analysieren, wurde ein Vorhersagemodell auf Grundlage der Parameter mit der höchsten Vorhersagekraft mit Hilfe eines Score-Systems erstellt. Die entstandene Punktzahl wurde wie folgt berechnet: Jedem Parameter wurde eine Gewichtung von einem Punkt zugewiesen.

Der Score wurde als Summe aller Punkte für jeden Parameter für die Patient:innen berechnet:

Alter (0 Punkte) + QRS-Zeit (1 Punkt) + RSB (0 Punkte) usw... (vgl. Tabelle 8.1).

Tabelle 8.1 Beispiel der Bestimmung der Summe aller Punkte für jeden abhängigen Parameter

	Cut off Literatur	**Datenerhebung**	**Punktzahl**
Alter	> 75 Jahre	74 Jahre	0
QRS-Zeit	< 120 ms	144 ms	1
RSB	bekannt	nicht bekannt	0
Calcium score	> 2000	4794	1
Anulusfläche	< 200 mm^2	426,9 mm^2	0
MS Länge	< 7,4 mm	6,2 mm	1
		Summe Score:	3

Die maximal mögliche Punktzahl ist sechs und die niedrigste mögliche Punktzahl ist null. Diese Punktzahl wurde für alle Patient:innen in der vorliegenden retrospektiven Studie berechnet.

8.1 Ablauf der Datenerhebung

Anschließend wurde eine ROC-Kurve (Receiver Operating Characteristic) mit der area under the curve (AUC) bestimmt. In dieser Arbeit erfolgte die ROC-Analyse mit den Parametern der erstellten Summe der Gesamtpunktzahl der auswirkungsstärksten Scores.

Die AUC dient als Maß für die Leistung eines Prognosemodells und wird durch die Berechnung der Fläche unter der ROC-Kurve ermittelt. In einem Bewertungsprognosemodell mit einem binären Ziel (abhängige Variable, welche in zwei Gruppen unterteil sind) verdeutlicht sie die Wahrscheinlichkeit, dass eine zufällig ausgewählte Signalbeobachtung einen höheren Score-Wert aufweist als eine zufällig ausgewählte negative Beobachtung (Nicht-Signalbeobachtung). Die X- Achse wird mit der 100-Spezifität und die Y- Achse mit der Sensitivität gekennzeichnet (SAP, 2023).

Wenn die beiden Verteilungen vollständig voneinander getrennt sind, was zu einer Kurve nahe der linken oberen Ecke führt, bedeutet dies, dass der Test eine perfekte Diskriminierung ermöglicht. Im Gegensatz dazu würde eine vollständige Überlappung der beiden Verteilungen darauf hinweisen, dass der Test keine Unterscheidung zwischen den Zuständen erreicht. Die AUC, die Fläche unter der ROC-Kurve, bietet eine quantitative Maßzahl für die Gesamtgenauigkeit des Tests. Eine AUC von 1,0 deutet auf eine perfekte Diskriminierung hin, während eine AUC von 0,5 darauf hinweist, dass der Test nicht besser als zufälliges Raten ist (Hajian-Tilaki, 2013, S. 629).

Ergebnisse der erhobenen Daten 9

Die Ergebnisse der erhobenen Daten werden durch die Anwendung der deskriptiven Statistik mit Häufigkeiten, Mittelwerten, Median und Standartabweichung dargestellt. Anschließend wird der Endpunkt einer SM-Implantation, sowie die Odd Ratio Auswertung und das Vorhersagemodell der auswirkungsstärksten Parameter betrachtet. Zum Schluss wird die ROC-Analyse mit ihren Ergebnissen erwähnt.

9.1 Deskriptive Statistik aller Parameter

Das durchschnittliche Alter lag zum Zeitpunkt der Intervention bei 81,1 Jahren. Die Altersspanne der Patient:innen erstreckte sich von 55 bis 95 Jahren. Dabei waren 30 Patient:innen im Alter von 55 bis 75 Jahren vertreten. 69 Patient:innen im Alter von 76 bis 85 Jahren und 51 Patient:innen im fortgeschrittenen Alter von 86 bis 95 Jahren.

Die Geschlechterverteilung zeigte eine leichte Prädominanz des männlichen Geschlechts, wobei 77 Patienten (51,3 %) im Vergleich zu 73 Patientinnen (48,7 %) im Kollektiv vertreten waren.

Ein QRS- Komplex (M = 110,6 ms ± 27,6 ms) der eine Länge von mehr als 120 ms aufwies, konnte man 34-mal (22,7 %) erkennen. Gegenbetrachtet zeigten sich 116 (77,3 %) mit einer geringeren Länge als 120 ms. Der Rechtsschenkelblock (Median von 0) war 20-mal (13,3 %) vertreten, wohingegen 130-mal (86,7 %) keinen RSB nach Berechnung des Score-Systems bestand (vgl. Tabelle 9.1). Die PQ-Zeit (M = 191,0 ms ± 39,1 ms) zeigte eine 24 % Erhöhung was 36 Patient:innen waren. Die Größe der implantierten Aortenklappe (M = 28,0 mm ± 2,5 mm) zeigte sich 74-mal (49,3 %) mit einem größeren Durchmesser als der Referenzwert von 26 mm. Die Valvuloplastie (Median von 0) war 32-mal (21,3 %) vertreten und der Sinus Height (M = 21,6 mm ± 2,2 mm) 74,0 %, was 111 Patient:innen entsprach.

Einer der drei CT-Parameter ist, der des Calcium Scores, dieser wurde nach den männlichen und weiblichen Cut-offs unterteilt. Diese Angaben wurden aus den ESC/EACTS Guidelines aus dem Jahre 2017 für eine schwere Aortenklappenstenose entnommen. Bei den untersuchten Männern (M = 4217,1 ± 1984,5) ergab sich eine Häufigkeit von 92,2 %. Bei den Frauen waren dies (M = 3303,5 ± 1794,6) 94,5 % (vgl. Tabelle 9.1).

Ein weiterer CT-Parameter wie die Anulusfläche (M = 492,8 mm^2 ± 92,6 mm^2) zeigt ebenfalls eine hohe Anzahl an Ereignissen. 25 Patient:innen des untersuchten Patientenkollektivs (16,6 %) lagen über den Cut-off-Werten von <400 mm^2. 125-mal (83,3 %) lagen die Daten unter dem des Cut-off-Wertes von <400 mm^2 (vgl. Tabelle 9.1 und 9.2).

Die Membranous Septum Länge (M = 5,1 mm ± 1,7 mm) ist ebenfalls ein CT-Parameter, der mehr Aufklärung über eine Schrittmacherindikation 30 Tage nach einer implantierten TAVI bringen soll. Bei einem Referenzwert von kleiner 7,4 mm, kann man in der Datentabelle 137-mal (91,3 %) einen erhöhten Wert durch die Cut-off-Bestimmung erkennen. Bei jedoch 13 Patient:innen (8,6 %) der 150 untersuchten Patient:innen nicht (vgl. Tabelle 9.1).

9.2 Nachbeobachtung und Endpunkt bzgl. einer SM-Implantation

Tabelle 9.1 Literaturbezogene Häufigkeitsbestimmung mit Mittelwerten ± SD und Median aller Parameter

	Mittelwert mit SD	> Referenzwert [n]	
Alter [Jahre]	81,1 ± 6,9	121	80,7 %
PQ- Zeit [ms]	191,0 ± 39,1	36	24,0 %
QRS-Komplex [ms]	110,6 ± 27,6	34	22,7 %
Rechtsschenkelblock	0	20	13,3 %
Größe [mm]	28,0 ± 2,5	74	49,3 %
Valvuloplastie	0	32	21,3 %
Sinus Height [mm]	21,6 ± 2,2	111	74,0 %
Anulusfläche [mm^2]	492,8 ± 92,6	25	16,6 %
CS männlich	4217,1 ± 1984,5	71	92,2 %
CS weiblich	3303,5 ± 1794,6	69	94,5 %
MS Länge [mm]	5,1 ± 1,7	137	91,3 %

9.2 Nachbeobachtung und Endpunkt bzgl. einer SM-Implantation

Die erfassten Parameter wurden auf ihre Vorhersagekraft hinsichtlich der Identifizierung von Patient:innen, die nach einem TAVI-Eingriff eine Schrittmachertherapie benötigen analysiert. Die Ergebnisse werden in den folgenden Abschnitten weiter erläutert. Die Auswahl der Parameter, darunter demografische Daten, Begleiterkrankungen, Details zum Verfahren sowie die CT-Parameter (Anulusfläche, MS Länge und Calcium-Scoring), wurden anschließend durch die Anwendung der OR einer statistischen Wertermittlung unterzogen (vgl. Tabelle 9.2).

Tabelle 9.2 Odd Ratio und Signifikanz aller Parameter mit Darstellung der auswirkungsstärksten Parameter

	Cut off	OR	CI	P Value	%
Alter [Jahre]	< 75	3,00	0,66 – 13,56	0,153	15,3
PQ-Zeit [ms]	> 200	0,84	0,28 – 2,44	0,752	75,2
QRS-Komplex [ms]	> 120	3,79	1,51 – 9,52	0,004	0,4
Rechtsschenkelblock		6,27	2,23 – 17,61	0,0005	0,05
Größe [mm]	> 26	1,25	0,52 – 3,02	0,605	60,5
Valvuloplastie		1,24	0,51 – 3,02	0,632	63,2
Sinus Height [mm]	< 23,2	0,82	0,31 – 2,17	0,699	69,9
Anulusfläche [mm^2]	< 400	0,67	0,19 – 2,46	0,552	55,2
CS männlich	> 2000	3,56	0,19 – 66,84	0,395	39,5
CS weiblich	> 1200	1,41	0,07 – 28,41	0,821	82,1
MS Länge [mm]	< 7,4	0,67	0,17 – 2,60	0,562	56,2

In der retrospektiven Analyse von 150 Patient:innen, wurde ein Endpunkt von 24 Patient:innen erreicht (16 %), die eine Schrittmacherindikation 30 Tage nach einer transfemoralen TAVI aufwiesen (vgl. Abb. 9.1).

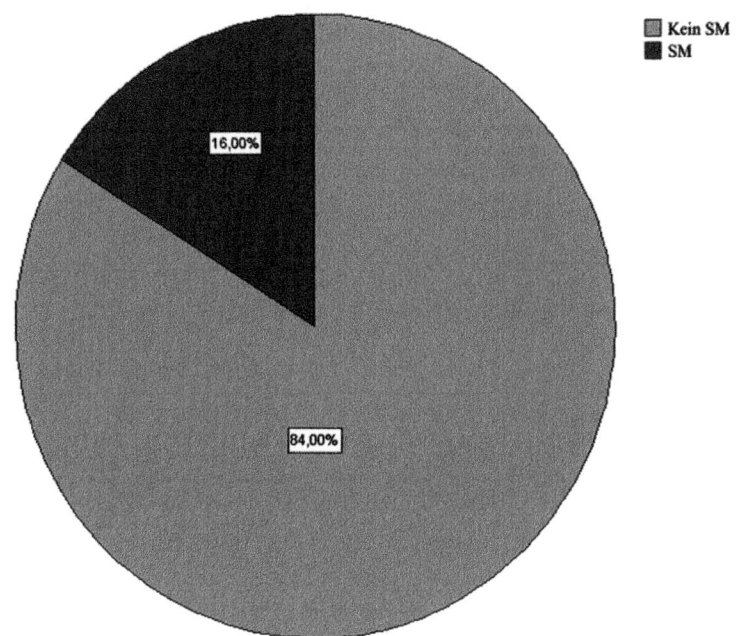

Abbildung 9.1 Häufigkeitsbestimmung der Schrittmacher 30 Tage nach TAVI

9.3 Auswertung Odd Ratio Analyse aller Parameter

In der Auswertung ist zu erkennen, dass die Parameter PQ-Zeit (OR = 0,84), Prothesengröße (OR = 1,25), Valvuloplastie (OR = 1,24) und Sinus Height (OR = 0,82) nur eine moderate Auswirkung in Bezug auf die Schrittmacherrate aufwiesen. Diese Parameter wurden aufgrund der berechneten OR und der in der Literatur erfassten geringen Vorhersagbarkeit ausgeschlossen.

Sieben der gewählten Parameter erwiesen eine Auswirkung in Bezug auf die Schrittmacherwahrscheinlichkeit. Alter (OR = 3,00), QRS- Komplex (OR = 3,79), Rechtsschenkelblock (OR = 6,27), Anulusfläche (OR = 0,67), Calcium-Scoring männlich (OR = 3,56), Calcium-Scoring weiblich (OR = 1,41) und MS Länge (OR = 0,67) wurden anschließend für die weitere Berechnung in Scores von eins bis sieben untergeordnet (vgl. Tabelle 9.2 und 9.3).

Tabelle 9.3 Werte ± SD anhand der erstellten Cut-off-Werten der Literatur in Bezug auf die Summe des Gesamtscores Merkmale von Patient:innen, die einen permanenten Schrittmacher benötigen, im Vergleich zu Patient:innen, die keinen Schrittmacher 30 Tage nach einer TAVI benötigen

	Schrittmacher JA (n = 24)		Schrittmacher NEIN (n = 126)		95% CI	OR	p Value
Alter	22	83 ± 6,9	27	70 ± 7,3	0,66 – 13,56	3,00	0,153
PQ- Zeit	5	199,4 ± 38,2	163	168,9 ± 37,9	0,29 – 2,45	0,842	0,752
QRS- Komplex	11	127,6 ± 27,9	103	97,5 ± 27,6	1,51 – 9,52	3,79	0,004
RSB	9		141		2,23 – 17,61	6,27	0,0005
Größe	13	29,8 ± 2,6	65	25,5 ± 2,5	0,52 – 3,02	1,26	0,606
Valvuloplastie	10		140		0,51 – 3,02	1,24	0,632
Sinus Height	17	20,7 ± 2,21	32	24,6 ± 2,25	0,31 – 2,18	0,83	0,699
Anulusfläche	24	483,6 ± 92,6	104	519,8 ± 92,4	0,19 – 2,46	0,67	0,552
CS männlich	15	4081,9 ± 1984,5	6	1760,7 ± 1930,4	0,19 – 66,84	3,56	0,395
CS weiblich	9	3203,7 ± 1771,5	4	921 ± 210,5	0,07 – 28,41	1,41	0,821
MS Länge	21	5,6 ± 1,71	10	9,0 ± 1,8	0,17 – 2,60	0,67	0,652

9.4 Erstellung eines Vorhersagemodells mittels kombinierten Scores

Zur weiteren Analyse der Vorhersagekraft der Parameter wurde ein Vorhersagemodell auf Basis der Parameter mit der höchsten OR, Alters (OR = 3,00), QRS- Komplex (OR = 3,79), Rechtsschenkelblock (OR = 6,27), Anulusfläche (OR = 0,67), Calcium-Scoring männlich (OR = 3,56), Calcium-Scoring weiblich (OR = 1,41) und MS Länge (OR = 0,67), mittels eines Punktesystems erstellt (vgl. Abschnitt 8.2 Ablauf der Datenerhebung Tabelle 8.1). Die Spannweite der Gesamtpunktzahl der Summe aller Scores lag zwischen null und fünf Punkten.

Der berechnete Mittelwert der Summe aller Punkte, der 24 Schrittmacherpatient:innen lag bei 3,75 und zeigte eine Standardabweichung von 0,95. Bei zwei der 24 Patient:innen zeigte sich eine Gesamtpunktzahl von zwei Punkten (M = 2 ± 1,1). Eine Gesamtpunktzahl von drei Punkten zeigte sich neunmal (M = 3 ± 0,89). Eine Gesamtpunktzahl von vier Punkten, konnte sechsmal (M =

$4 \pm 0{,}95$) bei 24 Schrittmacherpatient:innen nachgewiesen werden. Fünf Punkte (M $= 5 \pm 0{,}95$) ließen sich insgesamt siebenmal nachweisen.

Nach Erstellung des Punktesystems und der Bestimmung der Gesamtpunktzahl, zeigte keiner der 24 Schrittmacherpatient:innen einen Gesamtscore von null oder einem Punkt.

9.5 Receiver Operating Characteristic (ROC)- Kurve

Die berechnete AUC, die unter der ROC- Kurve besteht, liegt bei 0,68 (CI = 0,60–0,76). Die dadurch entstandene Signifikanz (P) der auswirkungsstärksten Parameter, liegt bei 0,001 (vgl. Tabelle 9.4 und Abb. 9.2). Daraus entsteht eine Sensitivität von 54 % und eine Spezifität von 71 %, bei einer Gesamtpunktzahl der Scores von >3 Punkten.

Tabelle 9.4 Berechnung der AUC unter der ROC-Kurve

Youden index J	0,256
assoziiertes Kriterium	> 3
Sensitivität	54,17 %
Spezifität	71,43 %
AUC	0,683
95 % CI der AUC	0,602 – 0,757
Signifikanzniveau P	0,001

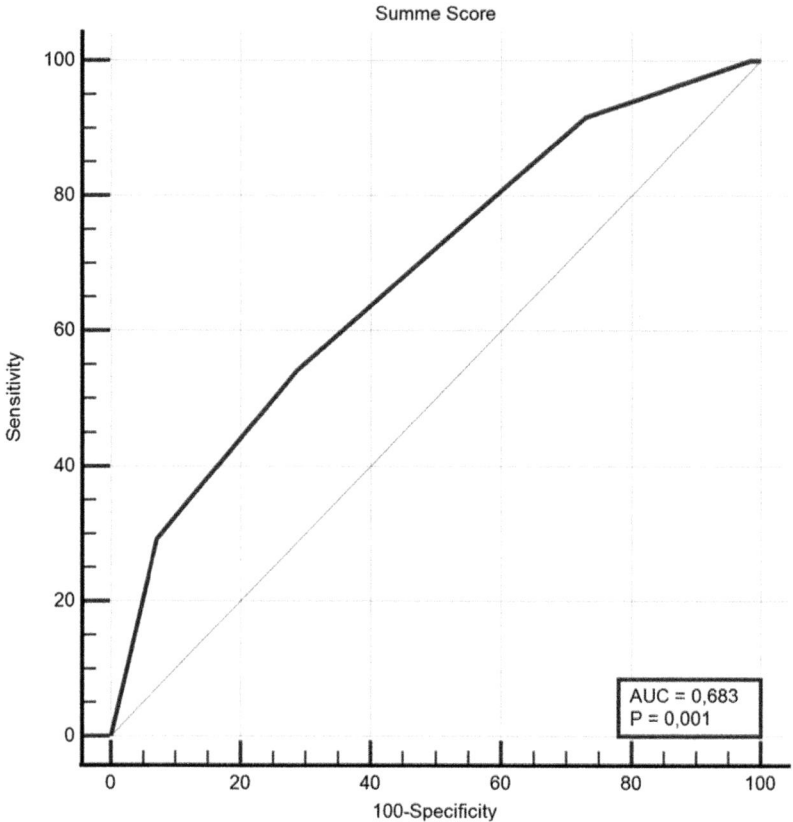

Abbildung 9.2 Receiver Operating Characteristic mit der area under the curve der auswirkungsstärksten Parameter

Diskussion 10

In den letzten Jahren wurden zahlreiche Fortschritte bei minimalinvasiven Verfahren erzielt, insbesondere die Einführung der Transkatheter-Aortenklappenimplantation (TAVI). Die TAVI gilt als sicherere und weniger invasive Alternative zum herkömmlichen chirurgischen Aortenklappenersatz und hat sich als praktikable Option für Patient:innen etabliert, die aufgrund hoher operativer Risiken oder eines fortgeschrittenen Alters für eine Operation am offenen Herzen nicht geeignet sind. Es wurde beobachtet, dass sie nicht nur die Überlebensraten verbessert, sondern auch die Lebensqualität erhöht.

Es wurde jedoch festgestellt, dass die TAVI nicht ohne Probleme und Komplikationen verbunden ist. Herzrhythmusstörungen, die nach dem Eingriff eine Herzschrittmachertherapie erforderlich machen, wurden als signifikante Komplikation identifiziert, wobei die Inzidenz von Erregungsleitungsanomalien nach einer TAVI in der Literatur zwischen 10 und 15 % angegeben wird (Puhr-Westerheide et al., 2023). Dies unterstreicht die Notwendigkeit einer verbesserten präoperativen Vorhersage des Schrittmacherbedarfs 30 Tage nach einer TAVI. In diesem Zusammenhang wurden verschiedene klinische Parameter sowie computertomographische Parameter wie die Anulusfläche, die Länge des membranösen Septums und das Calcium-Scoring analysiert (Gaede & Möllmann, 2015; Mangold et al., 2020; Marzahn et al., 2018). Obwohl diese Parameter bereits Gegenstand früherer Studien waren, gab es wenige wissenschaftliche Ausarbeitungen, die klarere Zusammenhänge aufzeigen konnten. Die weitere Erforschung dieser CT-Parameter soll neue Erkenntnisse bezüglich der vorab genannten Zusammenhänge liefern.

Bei Betrachtung der drei TAVI-CT-Parameter, zeigte sich eine beschränkte Vorhersagekraft in Bezug auf die Schrittmacherwahrscheinlichkeit. Insbesondere die Länge des membranösen Septums, der zuvor in der Literatur diskutiert wurde und Diskrepanzen bei den etablierten Cut-off-Werten zeigte. Eine Meta-Analyse ergab, dass diese Unterschiede in erster Linie auf unterschiedliche Messmethoden zurückzuführen sein könnten, wie z. B. die koronare Ansicht oder die infraannuläre Ansicht (Hamdan et al., 2015, S. 1220; Chen, Chang, Liao, Leu, I.-Ming Chen, et al., 2022, S. 43). Um die Unsicherheit zu verringern und die Daten zu standardisieren, wurde die MS Länge in dieser Studie bei allen Patient:innen einheitlich mit der koronaren Ansichtsmethode gemessen. Es wurde eine OR von 0,67 ermittelt, was darauf hindeutet, dass eine kürzere MS Länge mit einer erhöhten Wahrscheinlichkeit verbunden ist, 30 Tage nach der TAVI einen Schrittmacher zu benötigen.

Laut Voigtländer et al. (Voigtländer et al., 2021) erhöht ein kleiner anatomischer Anulus (<400 mm^2) das Risiko einer Prothesenfehlanpassung und beeinflusst so möglicherweise die Indikation für einen Herzschrittmacher. Die ermittelten Daten dieser vorliegenden Arbeit deuten darauf hin, dass eine kleine Annulusfläche (<400 mm^2) ebenfalls mit einer höheren Wahrscheinlichkeit der Notwendigkeit eines Herzschrittmachers korreliert ist. Die Ergebnisse dieser Studie zeigten, dass eine OR von 0,67 beobachtet wird, die jedoch keine klinische Signifikanz erreicht.

Bei der Analyse des Calcium-Scores, ist eine Differenzierung der Patient:innen nach Geschlecht durchgeführt worden. Hier war eine OR von 3,56 für männliche und eine OR von 1,41 für weibliche Patient:innen gesichtet worden. Um eine genaue Bestimmung des Calcium-Scores durchzuführen, wurde bei allen Patient:innen sich ausschließlich die Kalzifikationen im Bereich der Aortenklappe betrachtet. Dies führte auswertend zu keiner Signifikanz in Bezug einer Schrittmacherimplantation 30 Tage nach einer TAVI.

Die Ergebnisse dieser Masterarbeit zeigen, dass in einer retrospektiv analysierten monozentrischen Studie sich der RSB (OR 6,27) als einzelner klinischer Parameter als klinisch bedeutsames Instrument zur Vorhersage der Notwendigkeit einer Schrittmacherimplantation nach einer TAVI verwendet werden konnte. Diesbezüglich ist es wichtig, nicht nur einzelne Parameter, sondern auch klinisch relevante Faktoren in Verbindung mit TAVI-CT-Prädiktoren zu berücksichtigen, um eine bessere Vorhersage einer Schrittmacherindikation stellen zu können.

Dementsprechend wurde als weitere Untersuchung dieser Studie die Parameter mit der höchsten Vorhersagekraft (CT-Parameter und klinische Parameter) mit Hilfe eines individuellen Schrittmacher-Risikomodells zu einem Gesamtscore kombiniert, der die Wahrscheinlichkeit der Notwendigkeit einer Schrittmachertherapie nach einer TAVI angibt. Die Parameter, die in den Gesamtscore einflossen, sind in Tabelle 9.2 aufgeführt. Hierbei konnte eine Spannweite der Gesamtpunktzahl der Summe aller Scores zwischen null und fünf Punkten erreicht werden.

10 Diskussion

In der Auswertung der Gesamtpunktzahl der Patient:innenkohorte zeigte sich ausschließlich einer Punktzahl zwischen zwei und fünf Punkten.

Die Vorhersageleistung des Scores wurde mit Hilfe einer ROC-Kurven-Analyse analysiert und wies mit einer AUC von 0,68 eine höhere Vorhersageleistung als jeder einzelne Parameter für sich allein auf. Darüber hinaus zeigte die Analyse des Scores, dass ein Cut-off (Gesamtpunktzahl) von mehr als drei Punkten eine Stratifizierung der Patient:innen in Niedrig- und Hochrisikogruppen mit einer Sensitivität von 54 % und einer Spezifität von 71 % aufweist.

So ermöglichte der Cut-off-Wert die Identifizierung von zwei Patient:innengruppen: Patient:innen mit einem Score von null bis drei Punkten (sehr geringes Risiko) und Patient:innen mit vier bis fünf Punkten (sehr hohes Risiko). Bei Patient:innen, die in die Niedrigrisikogruppe eingestuft wurden, ist die Wahrscheinlichkeit geringer, dass sie 30 Tage nach der TAVI einen Herzschrittmacher benötigten. Dies könnte eine kürzere Überwachung und weniger Kontrolluntersuchungen nach Implantation ermöglichen. Anderseits könnte bei Patient:innen der Hochrisikogruppe davon ausgegangen werden, dass eine engmaschigere Überwachung während und nach dem Krankenhausaufenthalt im Hinblick auf mögliche Schrittmacherindikationen erforderlich sind. Dieser Ansatz bestätigte die Komplikationsrate von 10 % bis 15 % der postprozeduralen Erregungsleitungsstörungen.

Die zukünftige Forschung sollte vermehrt auf ein Risikomodell setzen, um zusätzliche Prädiktoren für eine präzisere Bestimmung der Schrittmacherwahrscheinlichkeit zu identifizieren. Die Fortschritte in diesem Bereich könnten einen positiven Einfluss auf die Zukunft der TAVI-Planung und -Durchführung haben, was wiederum die Erfolgsraten dieser innovativen Herzklappenintervention steigern könnte. Dabei könnten verschiedene Parameter einbezogen werden, um eine umfassendere Risikoanalyse auf Basis von CT-Parametern und klinischen Parametern zu ermöglichen.

Es wäre wertvoll, in der weiteren Forschung den Fokus stärker auf die Relevanz einer Schrittmacherwahrscheinlichkeit zu legen, anstatt sich ausschließlich auf bereits bestehende Referenzwerte zu konzentrieren. Wie Hokken et al. in seiner Studie von 2022 (Hokken et al., 2022) betonte, ist es entscheidend, präzise Messmethoden zu verwenden. Es stellt sich die Frage, inwiefern Unterschiede in den Messmethoden die Risikoanalyse und die resultierenden Gesamtpunkte des Scores und somit die Wahrscheinlichkeit eines Schrittmachers beeinflussen würden. Sollte der Cut-off-Wert bei größer drei bleiben oder sich in Richtung null oder fünf verschieben? Dies verdeutlicht, dass bisherige Untersuchungen keine weiteren CT-Parameter in Verbindung mit klinischen Parametern einbezogen haben.

Ein Schrittmacher-Risikomodell, das auf TAVI-CT-Parametern basiert, eröffnet vielversprechende Perspektiven für die Zukunft der interventionellen Kardiologie. Diese innovative Herangehensweise könnte zahlreiche Vorteile bieten: Zum einen eine präzisere Risikoeinschätzung. Die Zusammenführung von TAVI-CT-Prädikatoren in das Risikomodell ermöglicht eine genauere Einschätzung des individuellen Risikos für Schrittmacherimplantationen. Durch eine präzisere Risikoevaluierung könnten Ärzt:innen eine fundierte Patient:innenauswahl treffen und personalisierte Behandlungspläne entwickeln.

Zudem kann eine verbesserte Planung und Durchführung von TAVIs erfolgen. Ein fortgeschrittenes Risikomodell trägt zur Optimierung der TAVI-Planung bei, indem es potenzielle Komplikationen im Zusammenhang mit Schrittmacherindikationen besser zu antizipieren. Diese verbesserte Vorhersage könnte zu einer Überarbeitung der Verfahrensrichtlinien führen und die Sicherheit der Patient:innen während des Eingriffs erhöhen. Durch die Anwendung dieses Ansatzes ist es sicherer zu beurteilen, ob ein temporärer Schrittmacher nach einer TAVI als Prophylaxe länger als die bisher festgelegte Stundenanzahl verbleiben sollte oder direkt nach dem Eingriff entfernt werden könnte.

Ein weiterer Punkt ist die langfristige Prognoseverbesserung. Die Berücksichtigung von TAVI-CT-Parametern im Risikomodell eröffnet die Möglichkeit, nicht nur kurzfristige, sondern auch langfristige Risiken im Zusammenhang mit Schrittmacherimplantationen zu berücksichtigen. Dies könnte zu einer genaueren Prognose der Langzeitfolgen führen und somit die Patient:innenberatung verbessern.

Was ebenfalls noch genannt werden sollte, ist die effizientere Ressourcennutzung. Die Identifikation von Patient:innen mit einem höheren Risiko ermöglicht eine effizientere Ressourcennutzung im Gesundheitssystem. Diese gezielte Zuweisung von Ressourcen kann nicht nur die Kosten reduzieren, sondern auch die Belastung des Gesundheitssystems insgesamt verringern. Diese Erkenntnisse, die Zusammenhänge zwischen CT-Parametern und einer entstehenden Schrittmacherindikation könnte neue Wege für eine fortschrittlichere Technologie und Therapieansätze eröffnen.

In der vorliegenden Arbeit müssen verschiedene Limitationen beachtet werden. Ein zentraler Punkt ist die Begrenzung der aktuellen Studienlage. Die verfügbaren Studien zu TAVI-CT-Prädikatoren in Bezug auf die Schrittmacherwahrscheinlichkeit sind nur begrenzt erforscht worden. Dies könnte Auswirkungen auf die Vergleichbarkeit und Validität der Ergebnisse haben. Ein umfassenderes Forschungsportfolio zu diesem speziellen Thema könnte dazu beitragen, die Grundlage zukünftiger Studien zu stärken.

10 Diskussion

Es wurde festgestellt, dass die untersuchte Patient:innenkohorte zu klein war, um eine bessere Qualität der Ergebnisse erzielen zu können. Weiterhin wurde die Heterogenität des Patient:innenkollektivs allein durch den Zeitraum der Untersuchungen bestimmt. Eine Auswahl und somit Verschiedenheit innerhalb der Gruppe z. B. hinsichtlich Alter und Geschlecht konnte somit nicht aktiv beeinflusst werden. Auch der begrenzte Auswertezeitraum von insgesamt drei Monaten schränkt die Aussagekraft der Parameter ein. Dies weist auf die Notwendigkeit einer umfangreicheren Untersuchung einschließlich einer erweiterten Datenerhebung hin.

Die erhobenen Daten und die darauffolgenden Berechnungen erfolgten ausschließlich über das Auswertesystem des Unternehmens Philips. Würden vergleichbare Untersuchungen über Systeme von anderen Programmen durchgeführt werden, könnte dies womöglich die Vergleichbarkeit der Ergebnisse beeinflussen.

Ein weiterer Aspekt betrifft die mögliche Varianz in den durchgeführten TAVI-CTs. Unterschiedliche Protokolle, Geräte oder Technologien könnten zu variationsreichen Ergebnissen führen, was zu einer schwereren Vergleichbarkeit führen könnte. Durch die Standardisierung von Untersuchungsmethoden könnte diese potenzielle Quelle minimiert werden.

Insgesamt sind diese Limitationen bei der Interpretation der Studienergebnisse zu berücksichtigen. Demgemäß sollte die Erforschung der Vorhersagbarkeit auch in Zukunft intensiviert und erweitert werden.

Schlussfolgernd ist zu nennen, dass die Integration von Parametern aus klinischen Befunden sowie TAVI-CT-Prädiktoren in ein Schrittmacher-Risikomodell eine potenziell klinische Auswirkung auf das Patient:innenmanagement haben könnte. Dies kann durch die Identifizierung von zwei Patient:innengruppen erfolgen. Die Ergebnisse unterstreichen die Notwendigkeit einer weiteren Forschung, um präzisere Vorhersagemodelle zu entwickeln und so die klinische Entscheidungsfindung nach einer TAVI zu optimieren.

Fazit 11

Zusammenfassend lässt sich sagen, dass in den letzten Jahren bedeutende Fortschritte in der kardiologischen Versorgung erreicht wurden, insbesondere durch die Einführung der Transkatheter-Aortenklappenimplantation. Die TAVI hat sich als sichere und weniger invasive Alternative zum herkömmlichen chirurgischen Aortenklappenersatz etabliert. Trotz der Erfolge ist die TAVI nicht frei von Komplikationen, wobei Herzrhythmusstörungen, die eine Herzschrittmachertherapie erforderlich machen, als signifikante Herausforderung identifiziert wurden.

Die vorliegende Arbeit analysierte drei CT-Parameter, um präoperativ die Notwendigkeit einer Schrittmacherimplantation nach einer TAVI vorherzusagen. Trotz der Limitationen, darunter begrenzte Studienlage, eingeschränkter Auswertezeitraum, und Verwendung eines einzigen Auswertesystems, konnte die Studie einige interessante Erkenntnisse gewinnen.

Die Ergebnisse zeigten, dass keiner der drei CT-Parameter, darunter die Anulusfläche, die Länge des membranösen Septums und der Calcium-Score, allein als zuverlässiger Prädiktor für die Schrittmachertherapie nach TAVI dienen konnte. Diese begrenzte Vorhersagekraft entstand durch eine angewandte Meta-Analyse durch bestehende literaturbezogene Cut-off-Werte. Diesbezüglich ist es wichtig, nicht nur einzelne Parameter, sondern auch klinisch relevante Faktoren in Verbindung mit TAVI-CT-Prädiktoren zu berücksichtigen, um eine bessere Vorhersage einer Schrittmacherindikation stellen zu können.

Als Lösungsansatz wurden die aussagestärksten klinischen Parameter mit CT-Parametern zu einem Score kombiniert, die durch eine ROC-Kurven-Analyse eine höhere Vorhersageleistung zeigten als die Einzelparameter. Durch die entstandene Schrittmacher-Risikoanalyse entstand ein Cut-off-Wert von mehr als drei Punkten. Dies ermöglichte eine Identifizierung von Niedrig- und Hochrisikogruppen mit einer Sensitivität von 54 % und Spezifität von 71 %. Eine Einteilung der Patient:innen in Risikogruppen könnte klinische Auswirkungen haben, wie eine möglicherweise verkürzte Überwachungsdauer bei Niedrigrisikopatient:innen und eine intensivere Überwachung bei Hochrisikopatient:innen.

Die vorliegende Arbeit hebt die Notwendigkeit weiterer Forschung hervor, um präzisere Vorhersagemodelle zu entwickeln. Ein zukünftiges Risikomodell, das auf TAVI-CT-Parametern basiert, könnte eine genauere Einschätzung des individuellen Schrittmacherrisikos ermöglichen, die TAVI-Planung optimieren und die Langzeitprognose verbessern. Ein solcher Ansatz könnte nicht nur die Effizienz im Gesundheitssystem steigern, sondern auch neue Wege für fortschrittliche Technologien und Therapieansätze eröffnen.

Literaturverzeichnis

Alektorov, K. (2019). Diagnostischer Stellenwert der CT-Koronarangiographie im Rahmen der kardialen Volumen-CT vor geplanter kathetergestützter Aortenklappenimplantation (TAVI). https://doi.org/10.17169/refubium-25931

Angelillis, M., Costa, G., De Backer, O., Mochi, V., Christou, A., Giannini, C. et al. (2021). Threshold for calcium volume evaluation in patients with aortic valve stenosis: correlation with Agatston score. *Journal of Cardiovascular Medicine (Hagerstown, Md.)*, 22 (6), 496–502. https://doi.org/10.2459/JCM.0000000000001145

Bauer, M. (2004, Oktober). *Bikuspide Aortenklappe und Dilatation der Aorta ascendens.* Habilitationsschrift zur Erlangung der Lehrbefähigung. Berlin: Medizinischen Fakultät der Charité – Universitätsmedizin Berlin.

Behrends et al. (2021). *Duale Reihe Physiologie* (4., unveränderte Auflage 2021.). Georg Thieme Verlag KG. Zugriff am 17.9.2023. Verfügbar unter: https://viamedici.thieme.de/lernmodul/541040/537680/erregungsentstehung+und+erregungsausbreitung+im+herzen

Billig, H., Goody, P. & Nickenig, G. (2022). Therapie der Aortenklappenstenose jenseits des Klappenersatzes – Was bringt die Zukunft? *Aktuelle Kardiologie*, 11 (5), 434–443. Georg Thieme Verlag KG. https://doi.org/10.1055/a-1842-3378

Bonzel, T. (2018). Interventionelle Kardiologie. Internetversion, Fulda.

Borchardt, T. (2021, Juli 5). Faszination Herz-CT. Fachzeitschrift für Medizinische Technologinnen & Technologen.

Bykowski, A., Perez, O. A. & Kanmanthareddy, A. (2023). Balloon Valvuloplasty. *StatPearls*. Treasure Island (FL): StatPearls Publishing. Zugriff am 24.9.2023. Verfügbar unter: http://www.ncbi.nlm.nih.gov/books/NBK519532/

Caldonazo, T., Bley, M. & Doenst, T. (2021). Herzklappenersatz: Wann noch chirurgisch? (Herzklappenersatz II), *HERZ heute* (3), 16–21.

cardiospital. (2018, Februar 25). TAVI oder Operation – CardioSpital. Zugriff am 29.10.2023. Verfügbar unter: https://www.cardiospital.de/tavi-oder-operation/

Chen, Y.-H., Chang, H.-H., Liao, T.-W., Leu, H.-B., Chen, I-Ming, Chen, P.-L. et al. (2022). Membranous septum length predicts conduction disturbances following transcatheter aortic valve replacement. *The Journal of Thoracic and Cardiovascular Surgery*, 164 (1), 42–51.e2. https://doi.org/10.1016/j.jtcvs.2020.07.072

Chen, Y.-H., Chang, H.-H., Liao, T.-W., Leu, H.-B., Chen, I.-Ming, Chen, P.-L. et al. (2022). Membranous septum length predicts conduction disturbances following transcatheter aortic valve replacement. *The Journal of Thoracic and Cardiovascular Surgery, 164* (1), 42–51.e2. https://doi.org/10.1016/j.jtcvs.2020.07.072

Christen, T., Lerch, R. & Trindade, P. (2006). Die Aortenklappenstenose beim Erwachsenen Teil 1. Ätiologie, Pathophysiologie und Diagnose. *Swiss Medical Forum ‒ Schweizerisches Medizin-Forum, 6.* https://doi.org/10.4414/smf.2006.05906

Clerfond, G., Combaret, N., Salazar, J. P., Innorta, A., Pereira, B., Eschalier, R. et al. (2022). How to use the aortic valve calcium score to improve the results of transcatheter aortic valve implantation with a self-expanding prosthesis. *Archives of Cardiovascular Diseases, 115* (5), 305–314. https://doi.org/10.1016/j.acvd.2022.03.001

Deutsche Gesellschaft für Kardiologie ‒ Herz- und Kreislaufforschung e.V.German Cardiac Society. (2013). *TAVI: Aortenklappenersatz für alte und Hochrisiko Patienten.* Zugriff am 29.10.2023. Verfügbar unter: https://dgk.org/pressemitteilungen/2013-jahrestagung/2013-ft-aktuelle-pm/2013-ft-statements/2013-ft-statements-tag2/tavi-aortenklappenersatz-fur-alte-und-hochrisiko-patienten-2/

Deutsche Gesellschaft für Kardiologie ‒ Herz- und Kreislaufforschung e.V.German Cardiac Society, ESC, Deutsche Gesellschaft für, & Thorax-, Herz- und Gefäßchirurgie e.V. (2017). *ESC/EACTS PocketGuidelines.* Guidelines. (S. 68). Düsseldorf.

Deutsche Gesellschaft für Thorax-, Herz- und Gefäßchirurgie e.V. & Deutsche Herzstiftung. (2021). *Auf einen Blick: Herzoperationen (2021).* Patienteninformation. (S. 14). DGTHG. Zugriff am 18.10.2023. Verfügbar unter: https://herzstiftung.de/infos-zu-herzerkrankungen/herzklappen-erkrankung/herzklappenoperation

Edwards. (2021). *Edwards SAPIEN 3 Transkatheter-Herzklappe.* Produktbeschreibung. (S. 30). Edwards Lifesciences Services GmbH.

Einecke, D. (2023). TAVI versus OP: Neue 3-Jahres-Daten bei niedrigem Risiko. *CardioVasc, 23* (2), 10–12. https://doi.org/10.1007/s15027-023-3007-8

Everts, K. & Höpfner, M. (2021). *Intensiv- und Anästhesiepflege.* Elsevier Health Sciences.

Flohr, T. (2013). Technische Grundlagen der Herz-CT. In H. Alkadhi, S. Leschka, P. Stolzmann & T. Flohr (Hrsg.), *Praxisbuch Herz-CT* (S. 3–15). Berlin, Heidelberg: Springer Berlin Heidelberg. https://doi.org/10.1007/978-3-642-35383-3_1

Gaede, L. & Möllmann, H. (2015). Perkutane Aortenklappenimplantation (TAVI). *Herz, 40* (5), 742–751. https://doi.org/10.1007/s00059-015-4328-x

Geisler, A. C. (2015). *Inzidenz postinterventioneller Schrittmacherimplantationen und deren zugrundeliegende Veränderungen des Reizleitungssystems nach Transkatheter-Aortenklappen-Implantation (TAVI).* (S. 5). Hamburg: Die Deutsche Gesellschaft für Kardiologie ‒ Herz und Kreislaufforschung e.V. (DGK).

Graf, M., Stiller, P. & Karch, M. (2018). Passagerer Herzschrittmacher ‒ Schritt für Schritt. *Kardiologie up2date, 14* (03), 209–215. https://doi.org/10.1055/a-0613-2748

Hahn, R. T., Roman, M. J., Mogtadek, A. H. & Devereux, R. B. (1992). Association of aortic dilation with regurgitant, stenotic and functionally normal bicuspid aortic valves. *Journal of the American College of Cardiology, 19* (2), 283–288. https://doi.org/10.1016/0735-1097(92)90479-7

Hajian-Tilaki, K. (2013). Receiver Operating Characteristic (ROC) Curve Analysis for Medical Diagnostic Test Evaluation. *Caspian Journal of Internal Medicine, 4* (2), 627–635.

Literaturverzeichnis

Hamdan, A., Guetta, V., Klempfner, R., Konen, E., Raanani, E., Glikson, M. et al. (2015). Inverse Relationship Between Membranous Septal Length and the Risk of Atrioventricular Block in Patients Undergoing Transcatheter Aortic Valve Implantation. *JACC: Cardiovascular Interventions, 8* (9), 1218–1228. https://doi.org/10.1016/j.jcin.2015.05.010

Hampton, J. R., Hackenberg, H.-M., Eulenberg, M. & Hampton, J. R. (2005). *EKG für Pflegeberufe* (1. Aufl.). München Jena: Urban & Fischer.

Haverkamp, W. (2017). Rechtsschenkelblock im EKG. *Fokus-EKG.* Zugriff am 29.10.2023. Verfügbar unter: http://www.fokus-ekg.de/inhalt-von-a-z/leitungssstörungen/rechtssch enkelblock/

Hoffmann, G., Lutter, G. & Cremer, J. (2008). Verbesserte Haltbarkeit von biologischen Herzklappen. *Deutsches Ärzteblatt*, (Heft 8).

Hokken, T. W., Muhemin, M., Okuno, T., Veulemans, V., Lopes, B. B., Beneduce, A. et al. (2022). Impact of membranous septum length on pacemaker need with different transcatheter aortic valve replacement systems: The INTERSECT registry. *Journal of Cardiovascular Computed Tomography, 16* (6), 524–530. https://doi.org/10.1016/j.jcct.2022.07.003

Jankwitz, E. (2021, April). Transkatheter- Aortenklappenimplantation – perkutan über die Leiste. Thieme. Verfügbar unter: https://doi.org/10.1055/a-1254–5157

Jilaihawi, H., Zhao, Z., Du, R., Staniloae, C., Saric, M., Neuburger, P. J. et al. (2019). Minimizing Permanent Pacemaker Following Repositionable Self-Expanding Transcatheter Aortic Valve Replacement. *JACC: Cardiovascular Interventions, 12* (18), 1796–1807. https://doi.org/10.1016/j.jcin.2019.05.056

de Kerchove, L., Glineur, D., El Khoury, G. & Noirhomme, P. (2007). Stentless valves for aortic valve replacement: where do we stand? *Current Opinion in Cardiology, 22* (2), 96–103. https://doi.org/10.1097/HCO.0b013e328014670a

Klimm, H.-D. & Peters-Klimm, F. (Hrsg.). (2023). *Allgemeinmedizin: Der Mentor für die Facharztprüfung und für die allgemeinmedizinische ambulante Versorgung* (7. Auflage, S. b000000120). Stuttgart: Georg Thieme Verlag KG. https://doi.org/10.1055/b000000120

Kobza, R., Cuculi, F., Abächerli, R., Toggweiler, S., Suter, Y., Frey, F. et al. (2012). Twelve-lead electrocardiography in the young: Physiologic and pathologic abnormalities. *Heart Rhythm, 9* (12), 2018–2022. https://doi.org/10.1016/j.hrthm.2012.08.034

Kresoja, K.-P. & Thiele, H. (2021). Tavi für alle? (Herzklappenersatz I), *HERZ heute* (3), 10–15.

Kuck, K.-H., Bleiziffer, S., Eggebrecht, H., Ensminger, S., Frerker, C., Möllmann, H. et al. (2020a). Konsensuspapier der Deutschen Gesellschaft für Kardiologie (DGK) und der Deutschen Gesellschaft für Thorax-, Herz- und Gefäßchirurgie (DGTHG) zur kathetergestützten Aortenklappenimplantation (TAVI) 2020. *Der Kardiologe, 14* (3), 182–204. https://doi.org/10.1007/s12181–020–00398-w

Kuck, K.-H., Bleiziffer, S., Eggebrecht, H., Ensminger, S., Frerker, C., Möllmann, H. et al. (2020b). Konsensuspapier der Deutschen Gesellschaft für Kardiologie (DGK) und der Deutschen Gesellschaft für Thorax-, Herz- und Gefäßchirurgie (DGTHG) zur kathetergestützten Aortenklappenimplantation (TAVI) 2020. *Der Kardiologe, 14* (3), 182–204. https://doi.org/10.1007/s12181–020–00398-w

Kuck, K.-H., Bleiziffer, S., Eggebrecht, H., Ensminger, S., Frerker, C., Möllmann, H. et al. (2020c). Konsensuspapier der Deutschen Gesellschaft für Kardiologie (DGK) und der

Deutschen Gesellschaft für Thorax-, Herz- und Gefäßchirurgie (DGTHG) zur kathetergestützten Aortenklappenimplantation (TAVI) 2020. *Der Kardiologe, 14* (3), 182–204. https://doi.org/10.1007/s12181-020-00398-w

Kuck, K.-H., Eggebrecht, H., Figulla, H. R., Haude, M., Katus, H., Möllmann, H. et al. (2015). Qualitätskriterien zur Durchführung der transvaskulären Aortenklappenimplantation (TAVI): Positionspapier der Deutschen Gesellschaft für Kardiologie. *Der Kardiologe, 9* (1), 11–26. https://doi.org/10.1007/s12181-014-0622-8

Lapp, H. & Krakau, I. (Hrsg.). (2014). *Das Herzkatheterbuch* (4. Auflage, S. b-002–21550). Stuttgart: Georg Thieme Verlag. https://doi.org/10.1055/b-002-21550

Larsen, R. (2016). Gefäßchirurgie. *Anästhesie und Intensivmedizin für die Fachpflege*, 380–386. https://doi.org/10.1007/978-3-662-50444-4_23

Mangold, D., Weber, T. & Riffel, J. (2020). Biphasische spektrale CT-Angiografie zur TAVI-Planung mit Rekonstruktion virtueller monoenergetischer Bilder. (S. s-0040–1703175). Gehalten auf der 101. Deutscher Röntgenkongress und 9. Gemeinsamer Kongress der DRG und ÖRG, Leipzig. https://doi.org/10.1055/s-0040-1703175

Marzahn, C., Koban, C., Seifert, M., Isotani, A., Neuß, M., Hölschermann, F. et al. (2018). Conduction recovery and avoidance of permanent pacing after transcatheter aortic valve implantation. *Journal of Cardiology, 71* (1), 101–108. https://doi.org/10.1016/j.jjcc.2017.06.007

Medtronic. (2015). *CoreValveTM System.* Gebrauchsanweisung. (S. 234). Medtronic International.

Mewis, C., Riessen, R. & Spyridopoulos, I. (Hrsg.). (2006). *Kardiologie compact* (2. Auflage, S. b-002–23562). Stuttgart: Georg Thieme Verlag. https://doi.org/10.1055/b-002-23562

Nägele, H., Döring, V., Rödiger, W. & Kalmár, P. (2000). Aortenklappenersatz mit HomograftsEine Übersicht. *Herz, 25* (7), 651–658. https://doi.org/10.1007/PL00001979

Neufeld, I. (2020, Januar 22). *Schrittmacherdaten nach TAVI-Prozedur.* Dissertation. Universität Ulm. https://doi.org/10.18725/OPARU-24344

Nguyen-Kim, T. D. L. & Frauenfelder, T. (2013). Rolle der CT-Untersuchung bei der Transkatheter-Aortenklappenimplantation (TAVI). In H. Alkadhi, S. Leschka, P. Stolzmann & T. Flohr (Hrsg.), *Praxisbuch Herz-CT: Grundlagen – Durchführung – Befundung* (S. 187–192). Berlin, Heidelberg: Springer. https://doi.org/10.1007/978-3-642-35383-3_21

Otto, C. M., Nishimura, R. A., Bonow, R. O., Carabello, B. A., Erwin, J. P., Gentile, F. et al. (2021a). Guideline for the Management of Patients With Valvular Heart Disease: Executive Summary: A Report of the American College of Cardiology/American Heart Association Joint Committee on Clinical Practice Guidelines. *Circulation, 143* (5). https://doi.org/10.1161/CIR.0000000000000932

Otto, C. M., Nishimura, R. A., Bonow, R. O., Carabello, B. A., Erwin, J. P., Gentile, F. et al. (2021b). 2020 ACC/AHA Guideline for the Management of Patients With Valvular Heart Disease: A Report of the American College of Cardiology/American Heart Association Joint Committee on Clinical Practice Guidelines. *Circulation, 143* (5). https://doi.org/10.1161/CIR.0000000000000923

Philips_SpectralCT7500_UKHD_Projektbericht.pdf. (o. J.). . Zugriff am 1.11.2023. Verfügbar unter: https://www.philips.de/c-dam/b2bhc/de/produkte-loesungen/referenzprojekte/uniklinik-heidelberg/Philips_SpectralCT7500_UKHD_Projektbericht.pdf

Puhr-Westerheide, D., Gresser, E., Utz, C., Grathwohl, F., Onkes, M., Rizas, K. et al. (2023). Mit Notwendigkeit einer permanenten Schrittmacherimplantation nach TAVI assoziierte präprozedurale klinische und Bildgebungsparameter in einem multivariaten Prädiktionsmodell (Band 195). Gehalten auf der RöFo – Fortschritte auf dem Gebiet der Röntgenstrahlen und der bildgebenden Verfahren. https://doi.org/10.1055/s-0043-1763006

Ramaraj, R. & Sorrell, V. L. (2008). Degenerative aortic stenosis. *BMJ (Clinical research ed.)*, *336* (7643), 550–555. https://doi.org/10.1136/bmj.39478.498819.AD

Riffel, Dr. med. J. (2018, November 7). Ethikvotum S-678/2018. Universität Heidelberg Ethikkommission der Med. Fakultät.

Robicsek, F., Thubrikar, M. J., Cook, J. W. & Fowler, B. (2004). The congenitally bicuspid aortic valve: how does it function? Why does it fail? *The Annals of Thoracic Surgery*, *77* (1), 177–185. https://doi.org/10.1016/S0003-4975(03)01249-9

Saad, M., Klaus, Y., Buhse, P., Puehler, T., Lutter, G., Seoudy, H. et al. (2021). Einfluss einer tiefen Implantation auf Reizleitungsstörungen nach Transkatheter-Aortenklappenimplantation. *Herzschrittmachertherapie & Elektrophysiologie*, *32* (3), 371–379. https://doi.org/10.1007/s00399-021-00784-1

Sack, S., Kahlert, P., Khandanpour, S., Kordish, I., Budeus, M., Naber, C. et al. (2006). Aortenklappenstenose: von der Valvuloplastie zum perkutanen Klappenersatz. *Herz Kardiovaskuläre Erkrankungen*, *31* (7), 688–693. https://doi.org/10.1007/s00059-006-2909-4

Samaja, G. A. & Interventional Cardiology Department, Policlinico Bancario Buenos Aires, Buenos Aires, Argentina. (2023). Balloon Aortic Valvuloplasty in the Transcatheter Aortic Valve Implantation Era. *Heart International*, *17* (1), 13. https://doi.org/10.17925/HI.2023.17.1.13

SAP. (2023). Fläche-unter-der-ROC-Kurve (AUC) | SAP Help Portal. *SAP Analytic Cloud*. Zugriff am 2.12.2023. Verfügbar unter: https://help.sap.com/docs/SAP_ANALYTICS_CLOUD/00f68c2e08b941f081002fd3691d86a7/235c79933a7b4f398369e23a04520a3e.html

Schiebler, T. H., Arnold, G. & Schiebler, T. H. (Hrsg.). (1999). Anatomie: Zytologie, Histologie, Entwicklungsgeschichte, makroskopische und mikroskopische Anatomie des Menschen ; unter Berücksichtigung des Gegenstandskatalogs ; mit 119 Tabellen (Springer-Lehrbuch) (8., vollst. überarb. und aktualisierte Aufl.). Heidelberg Berlin: Springer.

Schmidkonz, C., Marwan, M., Klinghammer, L., Mitschke, M., Schuhbaeck, A., Arnold, M. et al. (2014). Interobserver variability of CT angiography for evaluation of aortic annulus dimensions prior to transcatheter aortic valve implantation (TAVI). *European Journal of Radiology*, *83* (9), 1672–1678. https://doi.org/10.1016/j.ejrad.2014.06.001

Schmitz, F. & Schwarz, K. (Hrsg.). (2020). *I care Anatomie Physiologie* (2 aktualisierte Auflage., S. b-006–163254). Stuttgart: Georg Thieme Verlag KG. https://doi.org/10.1055/b-006-163254

Sievers, H.-H. & Schmidtke, C. (2007). A classification system for the bicuspid aortic valve from 304 surgical specimens. *The Journal of Thoracic and Cardiovascular Surgery*, *133* (5), 1226–1233. https://doi.org/10.1016/j.jtcvs.2007.01.039

Spectral CT 7500. Diagnostischer Mehrwert in der Kardiologie. (2022). . Heidelberg.

Steffen, C. (2015). Bikuspide Aortenklappe. Zugriff am 17.9.2023. Verfügbar unter: https://docplayer.org/40070725-Bikuspide-aortenklappe.html

Steinberg, B. A., Harrison, J. K., Frazier-Mills, C., Hughes, G. C. & Piccini, J. P. (2012). Cardiac conduction system disease after transcatheter aortic valve replacement. *American Heart Journal*, *164* (5), 664–671. https://doi.org/10.1016/j.ahj.2012.07.028

Stiefelhagen, P. (2017). TAVI erfordert eine genaue Patientenselektion. *CardioVasc*, *17* (6), 40–40. https://doi.org/10.1007/s15027-017-1270-2

Szumilas, M. (2010). Explaining Odds Ratios. Journal of the Canadian Academy of Child and Adolescent Psychiatry, 19 (3), 227–229.

TAVI-Planung Auswertung e-Clip (syngo.via VB30 CT TAVI-Planung Auswertung e-Clip). (2017). .

Tenny, S. & Hoffman, M. R. (2023). Odds Ratio. *StatPearls*. Treasure Island (FL): StatPearls Publishing. Zugriff am 2.12.2023. Verfügbar unter: http://www.ncbi.nlm.nih.gov/books/NBK431098/

Trappe, H.-J. & Schuster, H.-P. (2017). *EKG-Kurs für Isabel* (7., überarbeitete und erweiterte Auflage.). Stuttgart New York: Georg Thieme Verlag.

Trappe, H.-J. & Schuster, H.-P. (Hrsg.). (2020). *EKG-Kurs für Isabel* (8. Auflage). Stuttgart: Georg Thieme Verlag. https://doi.org/10.1055/b000000429

Voigtländer, L., Kim, W.-K., Mauri, V., Goßling, A., Renker, M., Sugiura, A. et al. (2021). Transcatheter aortic valve implantation in patients with a small aortic annulus: performance of supra-, intra- and infra-annular transcatheter heart valves. *Clinical Research in Cardiology*, *110* (12), 1957–1966. https://doi.org/10.1007/s00392-021-01918-8

Weber, Prof. Dr. T. & Graf, K. (2023, Mai). TAVI-CT_Universitätsklinikum Heidelberg_Radiologie. Universität Heidelberg.

Yashima, F., Yamamoto, M., Tanaka, M., Yanagisawa, R., Arai, T., Shimizu, H. et al. (2017). Transcatheter aortic valve implantation in patients with an extremely small native aortic annulus: The OCEAN-TAVI registry. *International Journal of Cardiology*, *240*, 126–131. https://doi.org/10.1016/j.ijcard.2017.01.076

Yener, N., Oktar, G. L., Erer, D., Yardimci, M. M. & Yener, A. (2002). Bicuspid aortic valve. Annals of Thoracic and Cardiovascular Surgery: Official Journal of the Association of Thoracic and Cardiovascular Surgeons of Asia, 8 (5), 264–267.

Zinsser, D., Baumann, A. B., Winter, K. S., Bamberg, F., Lange, P., Nikolaou, K. et al. (2018). Semi-automatic CT-angiography based evaluation of the aortic annulus in patients prior to TAVR: interchangeability with manual measurements. *The International Journal of Cardiovascular Imaging*, *34* (10), 1657–1667. https://doi.org/10.1007/s10554-018-1377-2

GPSR Compliance

The European Union's (EU) General Product Safety Regulation (GPSR) is a set of rules that requires consumer products to be safe and our obligations to ensure this.

If you have any concerns about our products, you can contact us on ProductSafety@springernature.com

In case Publisher is established outside the EU, the EU authorized representative is:

Springer Nature Customer Service Center GmbH
Europaplatz 3
69115 Heidelberg, Germany

Batch number: 09013074

Printed by Printforce, the Netherlands